AF603485

Atelier
RENOV'LIVRES S.A.
2001

BIBLIOTHÈQUE

DE LA

JEUNESSE CHRÉTIENNE

APPROUVÉE

PAR Mgr L'ARCHEVÊQUE DE TOURS

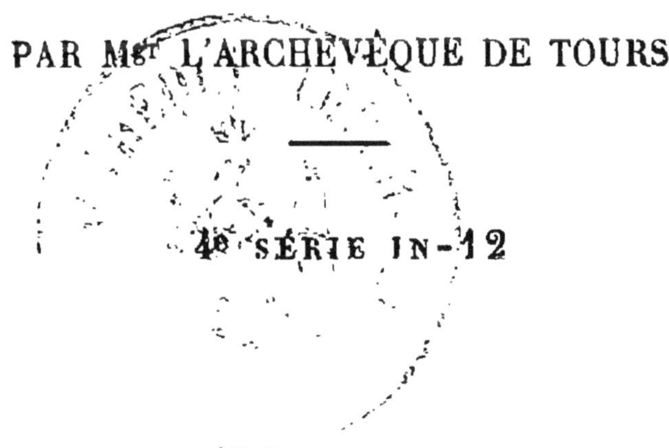

4e SÉRIE IN-12

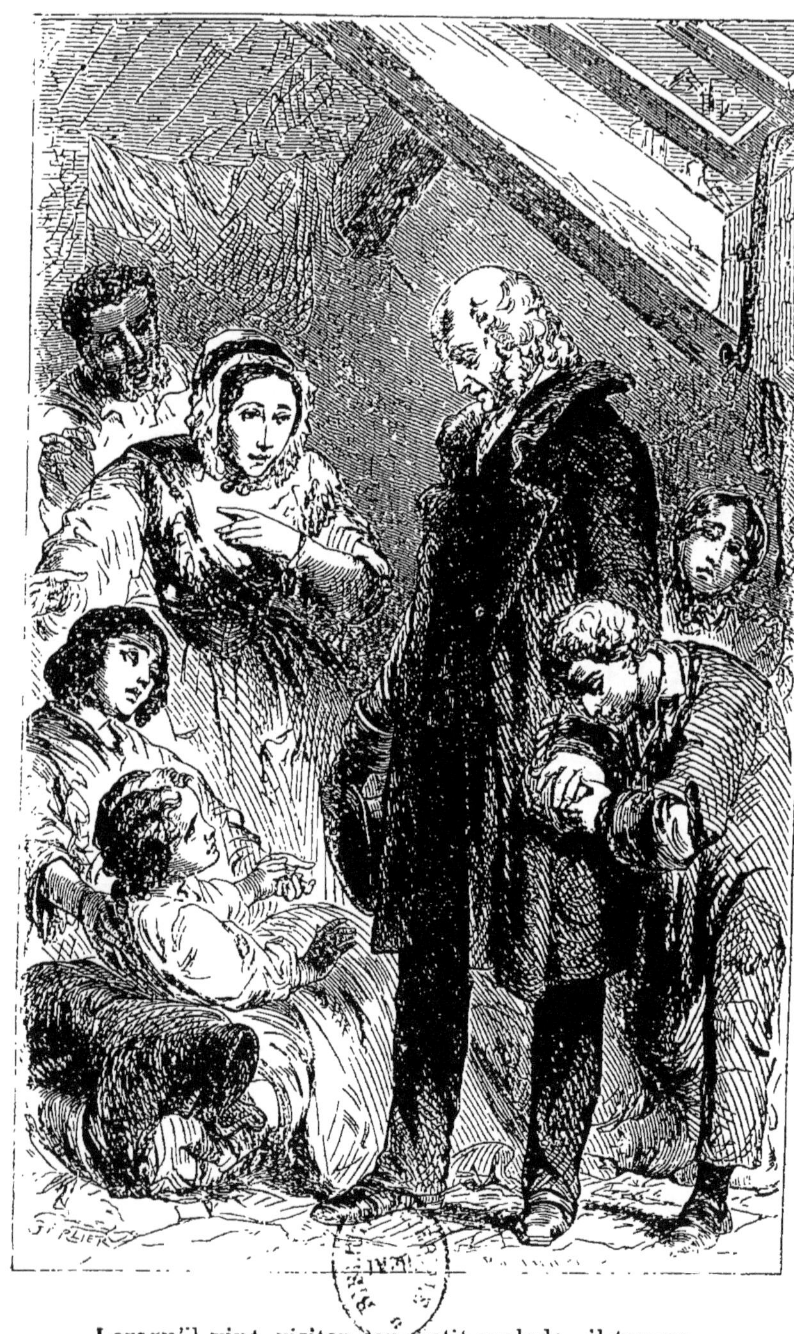

Lorsqu'il vint visiter son petit malade, il trouva une métamorphose complète.

LE

DOCTEUR SIMON

OU

RÉCITS ANECDOTIQUES

SUR L'HYGIÈNE

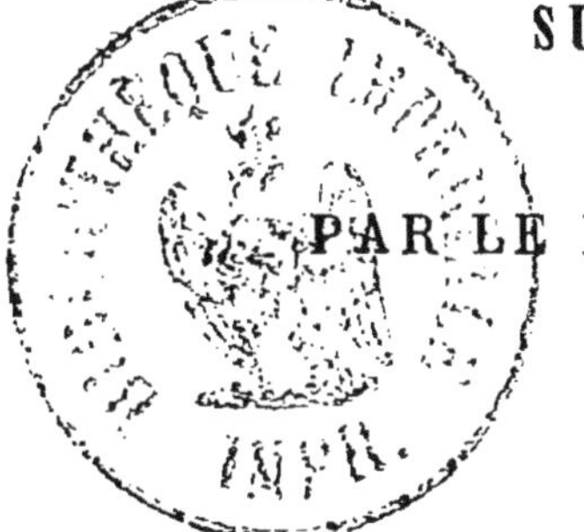

PAR LE Dr AUGUSTE MILLET

(DE TOURS)

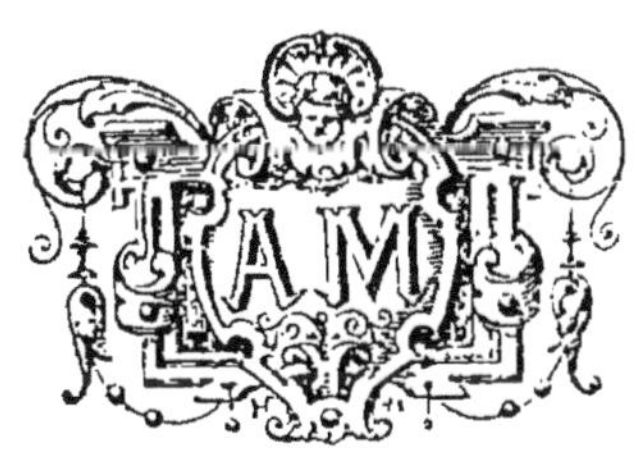

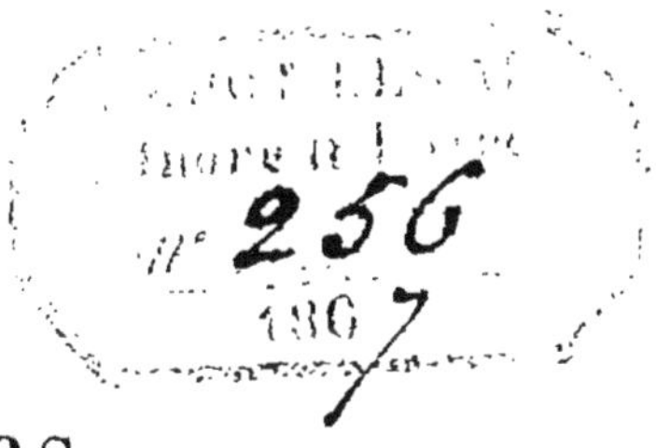

TOURS

ALFRED MAME ET FILS, ÉDITEURS

1867

VIE
DU
DOCTEUR SIMON

Naguère vivait en Touraine un homme de bien dont nous tairons le nom véritable, mais que nous désignerons sous celui du docteur Simon. Il exerçait depuis bien des années la noble profession de médecin, et il s'estimait heureux du bien que sa position lui permettait de faire à tous ceux qui se trouvaient aux prises avec la maladie. Jamais personne n'avait en vain frappé à sa porte, jamais personne n'avait en vain invoqué son assistance, et, sans se préoccuper de son sommeil, il allait avec autant d'empressement voir un malade pauvre pendant la nuit qu'il en aurait mis à se rendre pendant le jour chez un de ses riches clients. Lorsqu'il arrivait, il avait toujours le sourire sur les lèvres, il avait toujours quelque chose d'agréable et de gracieux à dire, quelques paroles de consolation à adresser soit à celui qui souffrait, soit aux personnes qui entouraient le malade et lui prodiguaient leurs soins.

Jamais on ne le vit, non pas maltraiter un malade, non pas lui parler brusquement, mais montrer même la plus légère marque d'impatience, en entendant les récits interminables dont certaines personnes ont l'habitude de faire précéder l'histoire de leurs maux. Doux, calme, patient, il écoutait sans les interrompre ces pauvres gens qui se trouvaient souvent soulagés dès lors qu'ils avaient terminé l'énoncé de leurs misères. Il les interrogeait alors avec aménité, leur faisait rendre le compte le plus minutieux des divers phénomènes qu'ils ressentaient, et après avoir mûrement réfléchi à tout ce qu'il venait d'entendre, à tout ce qu'il avait vu, à tout ce qu'il avait observé, il écrivait une prescription qui souvent faisait merveille. C'était une vérité incontestée que la plupart des malades traités par lui guérissaient ordinairement en très-peu de temps. Ses confrères eux-mêmes, profondément pénétrés de sa science et de son talent, reconnaissaient sa supériorité ; ils étaient les premiers à réclamer le concours de ses lumières pour ces affections que les médicaments ne guérissent pas toujours, mais qu'une salutaire hygiène ou qu'un certain régime amendent très-souvent. Ils admiraient sa sagacité, sa perspicacité, et s'étonnaient parfois de la hardiesse avec laquelle il combattait certains états, de la manière dont il agissait en présence de quelques maladies réputées incurables, et dont la cure s'obtenait souvent grâce à lui. Aussi s'efforçaient-ils de posséder son amitié et de mettre à profit les excellents conseils qui leur donnait toujours. Combien sa conversation était attrayante ! combien ses observations avaient de poids ! Mais tous ceux qui avaient le bonheur de l'approcher déploraient qu'absorbé par une vaste clientèle, il eût à peine le temps de jeter sur le papier les principales remarques qu'il avait puisées dans son immense pratique, léguant ainsi à ceux qui lui succèderaient le soin de développer et de mettre en ordre les judicieuses observations qu'il avait été à même de faire.

Sa charité était inépuisable : il savait parfaitement que, pour obtenir une guérison complète, certains malades ont seulement besoin d'être réconfortés au physique comme au moral. Dans les difficiles circonstances où parfois il s'est trouvé, en présence de grandes infortunes pouvant amener des catastrophes redoutables, jamais sa bonté et sa charité ne l'ont abandonné, jamais son noble cœur n'a fait défaut.

Un soir, il est appelé, par un froid rigoureux du mois de janvier, dans une pauvre famille de Tours habitant une des misérables maisons de la rue de la Poissonnerie : il arrive, et trouve dans une chambre sans feu, étendus sur quelques brins de paille répandant une odeur infecte, le père, la mère et quatre enfants en bas âge. L'un des enfants est très-malade; il a une fluxion de poitrine. D'un seul coup d'œil le docteur Simon a jugé la position : il s'adresse affectueusement au mari, dans les yeux duquel il a remarqué quelques sombres lueurs; il examine ensuite attentivement l'enfant, écrit une prescription au crayon, et dit au père de descendre avec lui pour aller chercher chez le pharmacien les médicaments dont son fils a besoin. « Chez le pharmacien! répond le malheureux ouvrier, mais je n'ai pas d'argent; je suis inscrit au Bureau de bienfaisance pour les médicaments seulement, et à cette heure on ne délivre pas de médicaments au Bureau. — Mon ami, je vous dis de venir avec moi chez le pharmacien; votre enfant ne peut attendre à demain, et puisque vous m'avez demandé ce soir, c'est que vous avez reconnu qu'il y avait urgence. Venez donc, je vous attends. » Chemin faisant, il provoque quelques explications, et apprend que ce père de famille chôme depuis longtemps, qu'il doit à son boulanger, à son boucher, à son propriétaire, etc. etc.; qu'il a vendu tout son linge, tous ses meubles pour avoir du pain; qu'il n'a pas osé avouer complétement sa misère, que nul ne soupçonne aussi effroyable qu'elle est réellement, et qu'il est décidé à en finir avec l'existence si le sort ne se montre pas plus favorable, car il sait que dès qu'il sera mort on placera ses enfants et qu'on secourra sa femme. Le docteur Simon lui demande quelle est sa profession : « Tailleur de pierres, répondit-il sèchement. — Votre état ne va pas en ce moment, et il est à craindre que vous ne manquiez d'ouvrage encore pendant quelque temps ; il faudra essayer de faire autre chose. » En parlant ainsi, on était arrivé à la pharmacie. Le docteur entra ; il causa à voix basse avec le pharmacien, et prit congé du pauvre ouvrier en lui disant seulement : « A demain. »

Il fallut au moins une heure pour la préparation des médicaments prescrits pour le petit malade. Pendant ce temps, le docteur Simon courut chez lui, y prit quelques bouteilles d'un vieux vin de Bourgueil et un magnifique chapon rôti, dont il avait seulement enlevé une cuisse pour son dîner. (Par extraordinaire il avait dîné chez lui ce jour-là.) Il plaça le tout dans un panier, recommanda à sa fidèle gouvernante de prendre un pain de six kilogrammes chez le boulanger du voisinage, et de porter de suite le tout à l'adresse qu'il lui indiqua. Il se rendit ensuite chez un marchand de meubles, et y acheta tout ce qui était nécessaire pour ces pauvres gens ; dans un tiroir de la commode il glissa quelques pièces d'or, et ordonna que le ménage fût installé dès le lendemain matin.

Lorsqu'il vint visiter son petit malade, il trouva une métamorphose complète. Tout le monde se jeta à ses genoux ; lui seul eut l'air de ne rien comprendre à cette reconnaissance dont il était l'objet, et qu'il disait mériter si peu. Le petit malade fut bientôt hors de danger.

Nous tenons cette histoire pour vraie ; elle nous a été racontée par l'ouvrier lui-même auquel elle est arrivée, et qui a gardé pour son bienfaiteur un culte véritable.

Des faits de ce genre fourmillent dans la vie du docteur Simon. Qu'on nous permette d'en citer un autre qui n'est pas moins honorable.

Il fut appelé en 18.. dans une des grandes familles de l'Anjou pour donner ses soins à une jeune fille de six ans, atteinte d'une affreuse maladie connue sous le nom de croup. M. le comte X... était alors renommé pour son élégance, pour sa grande fortune ; on ne parlait que de lui et de son train de maison.

A quelques années de là, le docteur Simon voit entrer dans son cabinet, à l'heure de sa consultation, un homme jeune encore, qu'il reconnaît à peine, tant ses traits sont altérés. Ce n'est plus le fastueux M. X..., c'est toujours l'homme aux manières aristocratiques et distinguées, mais dont la mise trahit presque la misère. Il a bientôt compris ce qui est arrivé. « Veuillez vous asseoir, monsieur le comte, lui dit-il: qu'est-ce qui peut me procurer l'honneur de votre visite? — Docteur, je suis bien en retard avec vous, répond le visiteur; aussi ai-je voulu en passant par Tours venir, non pas m'acquitter envers vous, ce serait actuellement de toute impossibilité, mais vous donner la preuve de ma bonne volonté. — Très-bien, monsieur le comte. — Oh ! mais, docteur, je n'oserai jamais vous offrir la petite somme dont je puis disposer pour les bons soins que vous avez prodigués avec tant de dévouement à ma chère enfant. Hélas! les temps sont bien changés! — Monsieur le comte, reprit affectueusement le docteur Simon, prenez cette petite clef, ouvrez le tiroir de ce bureau; vous y trouverez une caisse contenant de l'or et de l'argent dont je ne sais jamais le compte; vous y déposerez ce que vous me destinez, et j'ignorerai toujours la somme que vous y aurez mise. » Le docteur sortit; le comte X... fit ce que son médecin lui avait conseillé, et peu d'instants après ces deux hommes se séparèrent : le comte X... enchanté sans doute de n'avoir pas montré l'exiguïté de son offrande, le docteur Simon heureux de lui avoir épargné une sorte d'humiliation. Où trouverait-on plus de délicatesse?

Que de fois il lui est arrivé, en visitant les pauvres dans leur mansarde, dans leur réduit, de leur laisser un écu de six livres pour complément de l'ordonnance qu'il leur avait faite! que de fois il leur a envoyé du pain, de la viande, du vin, du bois, du linge, etc. etc. !

Un jour, il est demandé chez une vieille femme habitant un grenier au-dessus d'un troisième étage : il arrive tout essoufflé. La pauvre femme est très-souffrante et dans un état de détresse extrême, quoique chez elle tout respire la plus grande propreté et annonce qu'elle n'a pas toujours été dans le malheur. Il écoute avec bienveillance et intérêt le récit de ses souffrances, et dit après avoir écrit sa prescription : « Cela vaut bien deux écus de six livres pour être monté si haut. » la vieille femme se confond en excuses de ne pouvoir payer de tels honoraires, et tire timidement de sa bourse une pièce de trente sous qu'elle offre plus timidement encore. « Je vous disais, ma bonne mère, que cela valait douze francs, j'y tiens, et les voilà ! » Il dépose cette somme sur la table et sort rapidement, laissant la pauvre malade ébahie et ravie.

Nous n'en finirions pas s'il fallait relater toutes ses bonnes œuvres, tous ses actes de dévouement, de désintéressement, etc.

Mais un point sur lequel nous devons insister avec soin, c'est précisément ce que nous ne sommes pas en mesure de constater dans la majorité des médecins : nous voulons parler des convictions religieuses. On peut bien affirmer que le reproche de matérialisme qui leur a été adressé est tout à fait gratuit; mais ce qu'on ne saurait nier, c'est que l'indifférence est chez beaucoup d'entre eux portée au plus haut degré. Ils voient l'admirable mécanisme qui fait fonctionner la machine humaine, ils reconnaissent qu'une main divine a présidé à l'établissement de toutes ces merveilles; mais ils ne s'inclinent pas assez devant cette Providence, devant ce Dieu auquel nous sommes redevables de tous les prodiges que nous admirons à chaque heure, à chaque instant du jour.

Le docteur Simon avait le sentiment religieux merveilleusement développé; il remplissait ses devoirs de chrétien sans ostentation, sans affectation, mais avec bonheur, avec foi, avec conviction. Il ne faisait en aucune circonstance une vaine parade de sa piété, qui était douce, éclairée, charitable. Jamais, au grand jamais, il n'entamait de discussion religieuse; et comme on le savait ferme et inébranlable, jamais personne ne cherchait à le contredire et à le railler; du reste, il était si bon, si affectueux, si serviable, si doux, si calme, et son âme était si belle, si noble, si pure, que ceux qui ne partageaient pas sa manière de voir s'inclinaient devant ses principes et les respectaient.

Lorsqu'un malade se trouvait en danger de mort, il ne manquait jamais d'avertir la famille ou les personnes qui le veillaient et qui l'entouraient de leurs soins, de leur affection, que la maladie était au-dessus des ressources de l'art, que la terminaison serait fatale dans un temps plus ou moins éloigné, et qu'il était nécessaire que le moribond se réconciliât avec son Dieu; car, disait-il alors, votre malade va échanger une vie périssable, une vie dont la limite est atteinte, contre une vie immortelle, vie qui ne finira jamais, et qui deviendra, selon les bonnes ou mauvaises dispositions dans lesquelles il se trouvera au moment de sa mort, soit une éternité de bonheur, soit une éternité de malheur. La religion, avec son puissant secours, avec ses admirables ressources, peut procurer à tous les chrétiens une vie de félicité éternelle, et si l'enfer s'ouvre pour engloutir quelques âmes, c'est qu'elles l'ont bien voulu; car Dieu est si bon et si miséricordieux qu'il ne demande pas mieux que de pardonner à ses enfants, et de leur donner accès dans le séjour des élus... »

Appelé un jour dans une famille riche, mais tout à fait éloignée des pratiques religieuses, et même hostile à la religion, le docteur Simon ne tarda pas à reconnaître que la malade confiée à ses soins était atteinte d'une affection qui ne pardonne jamais; selon sa louable habitude, il annonça l'issue funeste de la maladie, et recommanda comme un allégement, comme une douce et ineffable consolation, la pratique des exercices religieux. La personne à laquelle le bon docteur s'adressa était une sœur aînée de la malade. Avec cette ineffable modération, avec ce choix heureux d'expressions que nous lui connaissions tous, il aborda cet épineux sujet.

« Mme votre sœur est très-malade; elle ne peut attendre de moi et de mon art que de bien faibles soulagements; mais il est une source intarissable de consolations auxquelles elle peut puiser et qui ne lui feront jamais défaut : je veux parler de la religion. Je sais toutes vos répugnances, tous vos doutes; mais il faudra en venir là; et croyez-moi, Madame, pour la pauvre patiente, le plus tôt sera le mieux. Avec l'intelligence dont elle est douée, elle aura bientôt compris que je suis à bout de ressources; elle se lamentera, elle se désolera, et elle sera réduite au plus affreux désespoir. Vous l'aimez, vous la chérissez, c'est à vous de la convertir et de l'amener à ces pratiques si douces et si suaves de la religion. — Mais y pensez-vous, docteur? y pensez-vous? c'est à moi que vous osez dire cela? — Oui, Madame, c'est à vous que j'ose parler ainsi; et c'est vous, vous seule qui ferez ce que je vous conseille par amour pour votre sœur. »

Il partit, laissant cette dame consternée, en proie aux plus terribles réflexions, aux plus douloureux combats.

A la visite suivante, le docteur Simon affecta de ne pas parler de la conversation qu'il avait eue la veille; la sœur de la malade ne lui dit rien non plus. Le docteur Simon avait seulement confié le sujet de ses craintes à un digne et respectable ecclésiastique de ses amis, et l'avait prié de vouloir bien le seconder dans cette circonstance, si son intervention était réclamée.

Quelques jours se passèrent encore sans que rien de nouveau survînt dans l'état de la malade. Mais, un soir, elle eut une crise violente; une jeune femme de chambre effrayée s'écria tout haut : « Ah ! mon Dieu ! Madame se meurt ! Il faut aller chercher un prêtre ! » Elle fut impitoyablement et sur l'heure chassée par la sœur aînée. La malade, revenue à elle, réclama les services de cette jeune fille, qu'elle affectionnait. Il fallut lui dire qu'elle avait quitté la maison. Elle en demanda le motif; on lui fit un mensonge, et l'on accusa la pauvre enfant d'abus de confiance.

Le lendemain, le docteur remarqua auprès de la malade une nouvelle servante; il demanda malignement ce qu'était devenue Henriette (c'était le nom de sa protégée). La malade répondit ce qu'elle savait et ce qu'elle croyait être la vérité. Le docteur indigné fut alors impitoyable, car il connaissait la cause du renvoi. « Madame, s'écria-t-il, on vous a induite en erreur : la pauvre enfant, effrayée de votre état d'évanouissement, a laissé échapper ces paroles : *Mais il faut aller chercher un prêtre!* comme si ce n'était pas tout naturel; et c'est pour cela, pour cela seul, qu'on l'a mise sur-le-champ à la porte. Je suis bien sûr, moi, que la vue d'un prêtre vous aurait fait plaisir, et que, si ce n'était à cause de Mme votre sœur, il y a longtemps que vous en auriez fait venir un. Du reste, je trouve que la religion a des consolations à nulle autre pareilles, et je puis vous dire que je n'ai jamais vu un malade qui n'en ait ressenti de merveilleux et d'incroyables effets. — Mais c'est très-vrai, mon bon docteur, ce que vous me dites là; depuis longtemps j'y pense, et je ne sais comment aborder ce sujet avec ma sœur : il faut que vous me rendiez le service de vous charger de cette négociation; je sens que cela me fera tant de bien! Eh!... mon Dieu! que va devenir cette pauvre Henriette, une si bonne fille? — Ne vous en inquiétez pas, Madame, elle est déjà placée. Je m'occuperai de votre affaire, mais rien ne presse... — Oh! docteur, je vous en conjure, je voudrais que vous ne tardassiez pas; je ne me sens pas bien, puis j'ai beaucoup de petites choses à régler; je vous en prie, ne tardez pas. »

On comprend que le docteur Simon n'avait pas envie de temporiser. Il alla prévenir l'ecclésiastique son ami, après avoir nettement annoncé à la sœur aînée la volonté formelle de la malade.

Le prêtre fut introduit. La pauvre patiente s'éteignit quinze jours après dans d'atroces souffrances, mais chrétiennement supportées. Elle s'était réconciliée avec son Dieu, et avait fait une fin édifiante, qui, loin de toucher sa sœur, la rendit encore plus méchante. Le but de notre ami était en partie atteint. La sœur aînée ne lui pardonna jamais et ne voulut pas le revoir.

Notre bon docteur avait des habitudes matinales. Tous les jours de l'année, quelle que fût la saison, il se levait à cinq heures, travaillait un peu, notait les observations curieuses qu'il avait été à même de faire, puis il allait entendre la messe et se mettait ensuite à visiter ses malades. Mais s'il se levait matin, il se couchait de bonne heure; jamais, à moins qu'il ne fût retenu par les exigences de sa profession, il ne se mettait au lit plus tard que dix heures. Cet homme, profondément bon, doux et aimable, était extrêmement recherché, et c'était à qui l'inviterait ou le retiendrait à dîner. Aussi ne prit-il qu'assez rarement pendant environ vingt ans son repas du soir chez lui. Ses meilleurs clients, les gens riches, se le disputaient. Il lui arriva cependant un jour une histoire assez désagréable au sujet de ses dîners en ville, et quoiqu'il s'en fût tiré en homme d'esprit, il ne mangea plus que très-rarement chez ses malades, à moins qu'ils ne fussent des amis intimes.

Voici en peu de mots ce qui lui advint.

Une très-jolie femme, fort à la mode, Mme Z..., qui paraissait une des plus ferventes amies et une des plus grandes admiratrices du docteur Simon, lui reprochait toujours en termes très-affectueux de ne pas venir plus souvent lui demander à dîner. Le docteur s'excusait de son mieux. Un jour, Mme Z... voulut régler son compte avec son médecin, ce qu'elle n'avait pas fait depuis cinq à six ans ; elle le pria donc de vouloir bien lui faire connaître le chiffre des honoraires dont elle lui était redevable pour les soins qu'il avait depuis longtemps déjà donnés à sa petite famille. Dès qu'il le put, le docteur Simon releva le nombre des visites qu'il avait faites, celui des opérations qu'il avait pratiquées, celui des consultations qu'il avait données, et la belle Mme Z... reçut une demande d'honoraires s'élevant au chiffre rond de mille francs. Cette somme parut énorme à Mme Z..., qui réclama en termes aigres-doux, prétendant qu'il y avait certainement une erreur, et qu'elle était étonnée, après toutes les *bontés* qu'elle avait eues pour son médecin, d'être traitée avec tant de rigueur. Le docteur envoya un petit mot très-poli pour maintenir son chiffre. « Mais, en effet, ajoutait-il, il y a une petite erreur, toute volontaire cependant. Comme j'ai dîné un certain nombre de fois chez vous, chère Madame, j'en ai tenu compte, comme vous pourrez le constater par les détails que j'ai l'honneur de vous adresser; car sans cela, je vous eusse demandé douze cents francs. » Qui fut honteuse, qui fut mortifiée? Ce fut Mme Z... Elle s'exécuta, et fit remettre les mille francs sans répliquer. Si elle eût eu du tact, elle eût envoyé les douze cents francs avec une charmante lettre d'excuses comme les femmes savent seules les écrire.

Depuis ce moment, le docteur Simon se montra très-réservé en fait d'acceptation d'invitations à dîner. Il avait toujours présente à la pensée la manière dont Mme Z... avait agi envers lui.

Pendant de longues années, le docteur Simon exerça son art parmi nous, et fit de son ministère un véritable sacerdoce. Il est impossible de dire tous les services qu'il rendit, de supputer toutes les misères, toutes les infortunes qu'il soulagea. Son nom était béni de tous. Il avait atteint l'âge de soixante-dix-huit ans, et cependant il déployait toujours la même activité, la même ardeur. Il fut appelé dans un château des environs de Tours au commencement de l'année 18.., pendant une nuit des plus froides. Il s'y rendit immédiatement, fit une visite très-longue, et après avoir consolé toute une famille éplorée, et lui avoir fait entrevoir la prochaine guérison du malade pour lequel il avait été appelé en toute hâte, il partit. Dès qu'il fut de retour chez lui, le domestique, ne le voyant pas descendre de voiture, crut qu'accablé par la fatigue il s'était endormi; il s'approcha pour le réveiller, et s'aperçut qu'il avait cessé de vivre. Le bon docteur Simon était mort sur la brèche, et avait été frappé d'une attaque d'apoplexie foudroyante. Sa mort fut un deuil public. On lui fit, selon le désir qu'il avait maintes fois exprimé, de très-modestes obsèques, auxquelles toute la ville et beaucoup de villages voisins voulurent assister.

Aucun discours ne fut prononcé sur sa tombe : telle avait encore été sa volonté... Mais cette multitude qui suivait son convoi était d'une sublime éloquence.

Aujourd'hui, malgré le vif éclat que le docteur Simon a jeté sur la médecine de son pays, sa perte est encore vivement sentie.

Cet éminent praticien, qui n'a rien publié de son vivant, a laissé des notes extrêmement curieuses sur l'hygiène de toutes les classes de la société. Nous avons été chargé de la tâche difficile de compulser, d'examiner et de coordonner ensuite ces matériaux épars. Nous avons fait un choix sévère des meilleurs préceptes, et nous en avons composé le petit ouvrage que nous livrons à la publicité.

PLAN

ET

DIVISION DE L'OUVRAGE

La santé est un bien dont l'homme ne sent la valeur que d'une manière indirecte. Elle est en lui comme un trésor qui lui semble inépuisable; dès lors est-il surprenant qu'il en use et qu'il en abuse? L'homme vient-il à être malade, il réfléchit aux excès de travail et aux écarts de régime qu'il a commis; mais à peine la convalescence a-t-elle fait place à la maladie, qu'il oublie tout ménagement, toute prudence, et que de nouveau il fait tout ce qu'il peut pour compromettre sa santé. Vient-on à l'avertir qu'il ait à ménager ses forces ou sa vie, en le prévenant des choses fâcheuses auxquelles il s'expose, il sourit et n'éprouve aucun doute sur l'avenir. Il se sent bien portant; donc cet état ne changera pas. Il avait lieu hier, il est aujourd'hui; donc il sera demain, après-demain, toujours. N'est-ce pas un phénomène moral véritablement étonnant que cette indifférence sur la maladie, que cet oubli de la mort, dans lesquels vivent en général tous les hommes? Et faut-il réellement être surpris après cela que les conseils de l'hygiène soient si peu appréciés par les masses?

Cependant l'*hygiène* n'est-ce pas l'*art de conserver* ou d'*améliorer la santé?* n'est-ce pas l'*art de vivre vieux et exempt d'infirmités, de maladies?* Mais, pour vivre vieux et en parfait état de santé, il y a certaines conditions essentielles à remplir, certaines exigences à satisfaire, que nous allons faire connaître.

Si, malgré la ponctuelle exécution de ces préceptes, la santé venait à être troublée, il y aurait encore des règles d'hygiène à suivre pendant les indispositions, les maladies, les épidémies, les accidents.

Nous diviserons notre sujet en deux parties bien distinctes, et nous le présenterons sous forme de *causeries*.

Dans la première partie, intéressant l'homme en bonne santé, nous consacrerons dix causeries aux sujets suivants :

CAUSERIE Ire — De l'air atmosphérique.
— IIe — Des vêtements.
— IIIe — Des habitations.
— IVe — De l'alimentation.
— V^e^ — Des soins de propreté.
— VIe — Des exercices indispensables à la santé du corps.
— VIIe — Exercices et délassements intellectuels.
— VIIIe — Des passions.
— IXe — De la frayeur, de la douleur, de la joie.
— X^e^ — Travail et repos.

Dans la seconde partie, concernant l'homme malade, nous ne consacrerons que quatre causeries à déterminer ce qu'il faut faire dans les conditions suivantes :

CAUSERIE XIe — Des soins dans les indispositions.
— XIIe — — dans les maladies.
— XIIIe — — dans les épidémies.
— XIVe — Du traitement de certains accidents.

LE DOCTEUR SIMON

OU

CONSEILS HYGIÉNIQUES

PREMIÈRE PARTIE

CONSEILS HYGIÉNIQUES A L'HOMME EN BONNE SANTÉ

CAUSERIE Ire

DE L'AIR ATMOSPHÉRIQUE

Définition. — Composition. — Air pur. — Air froid et sec. — Air froid et humide. — Air chaud et sec. — Air chaud et humide. — Air chargé d'électricité. — De la foudre et de ses effets. — Des vents. — Vents alisés. — Vents périodiques. — Vents variables. — Vents accidentels. — Mistral. — Sirocco. — Simoun. — Air vicié par l'encombrement, par la chaleur, par les animaux, par les plantes, par les fruits, par les miasmes, par les corps morts ou en putréfaction, par le fumier, par certaines maladies épidémiques et contagieuses.

L'air atmosphérique forme autour de la terre une couche gazeuse qui constitue l'atmosphère, et qui est retenue à la surface du globe par l'action de la pesanteur.

Il contient de l'oxygène, de l'azote, des traces d'acide carbonique et de vapeur d'eau.

Ce fluide, qui nous enveloppe de toutes parts et que nous respirons, est *pur*, ou *vicié*.

L'*air pur* est celui que l'on rencontre le plus habituellement et au milieu duquel nous vivons : il peut être *froid et sec, froid et humide, chaud et sec, chaud et humide, chargé d'électricité*, etc.

L'*air froid et sec*, que l'on respire en hiver, a une manière d'agir qui varie selon la constitution et l'état de santé des divers individus. On peut cependant dire qu'en général il resserre la peau, contracte les vaisseaux capillaires, et donne à la physionomie une coloration particulière, bleuâtre ou violacée.

L'action du froid à l'intérieur se traduit par de l'oppression et de la toux.

Si l'homme reste longtemps exposé à l'influence de l'air froid et sec, il éprouve d'abord un refroidissement des extrémités supérieures et inférieures, et plus tard la congélation partielle des parties saillantes et éloignées du cœur (nez, oreilles, pieds, mains, etc.).

Dans le climat de la France, on n'a pas fréquemment l'occasion d'observer de semblables accidents; mais en Suède, mais en Russie, ces phénomènes sont des plus communs.

Il faut combattre l'action du froid sec à l'aide de vêtements chauds, de fourrures, à l'aide du feu, à l'aide d'exercices plus ou moins violents, et à l'aide d'une alimentation très-abondante et très-réparatrice.

Dans la désastreuse campagne de Russie (décembre 1812) le froid fit périr un nombre considérable de soldats français; et l'illustre baron Larrey, chirurgien en chef des armées du premier empire, a remarqué que la rapidité de la mort était en rapport avec l'abstinence : c'est-à-dire que plus les hommes étaient amaigris par la privation d'aliments substantiels et nourrissants, plus vite ils succombaient à l'action déprimante du froid; et cependant la température ne fut pas des plus rigoureuses, puisqu'elle varia entre 25 et 29 degrés centigrades au-dessous de zéro. Mais il faut ajouter, pour être véridique, que nos troupes étaient dans des dispositions morales effroyables, et que cet état d'abattement, de démoralisation ne contribua pas peu à augmenter encore les chances de mort.

Parry, Scoresby, le capitaine Ross et leurs équipages ont affronté presque sans accident une température de 40 à 50 degrés centigrades au-dessous de zéro pendant plusieurs mois; ils ont tous observé que la santé de leurs hommes variait en proportion des provisions dont ils pouvaient disposer; aussi prescrivent-ils d'augmenter considérablement les rations de vivres pour les expéditions polaires, et de régler en partie le choix des matelots sur la voracité de leur appétit et l'étendue de leurs capacités digestives.

L'*air froid et humide* est en général malsain; il expose à une foule de maladies les individus qui ne prennent pas de précautions et qui ne savent pas se prémunir contre son influence. Il faut remédier à l'humidité par des vêtements convenables, par des chaussures imperméables et bien sèches.

Par un temps froid et humide, de même que par un temps froid et sec, il ne faut jamais s'arrêter lorsque le corps est en sueur; il est nécessaire, au contraire, soit de continuer à marcher, soit de continuer de travailler afin de ne pas se refroidir. Si l'on rentre chez soi avec des vêtements imprégnés ou de pluie ou de transpiration, il faut, si la chose est possible, en changer au plus tôt, et avoir soin de faire chauffer ceux que l'on va endosser. Avant de les prendre, il sera bon de faire une vigoureuse et rapide friction sèche sur tout le corps. On se trouvera bien aussi de boire une infusion soit de tilleul, soit de feuilles d'oranger, soit de thé, à un degré de chaleur suffisant.

Ce sont surtout les ouvriers qui travaillent péniblement, et principalement ceux qui sont exposés aux variations atmosphériques, qui ont le plus à souffrir et du froid sec, et du froid humide; quant à ceux dont les ateliers sont bien clos, ils en ressentent beaucoup moins les fâcheux effets.

L'*air chaud et sec* est salutaire et tonique pour les personnes un peu molles, un peu lymphatiques, tandis qu'il surexcite les personnes nerveuses. Dans ces circonstances, il sera bon de se soustraire autant que faire se pourra à l'action du soleil, ce qui malheureusement est impraticable pour les ouvriers exerçant certaines professions, telles que celles de cultivateur, de couvreur, de tailleur de pierres, etc. etc.

Tout le monde devra recourir, en la saison où l'air est chaud et sec, à une alimentation douce et non pas stimulante, à quelques bains tièdes, ou d'eau de rivière.

L'*air chaud et humide* amollit, provoque la transpiration, fait perdre l'appétit. On y remédie en portant des vêtements très-légers et de couleur blanche ou grise, en prenant des bains de rivière, en ayant un régime alimentaire léger et de facile digestion, composé de laitage, d'œufs frais, de viandes blanches, de fruits acidulés, etc.

Il est de précepte, et de précepte rigoureux, de s'abstenir d'ingérer des boissons très-froides le corps étant en sueur. L'infraction à cette règle vulgaire d'hygiène expose aux plus grands dangers.

L'air chargé d'électricité occasionne beaucoup de malaise; par un temps d'orage on respire mal, on suffoque, on est agacé. Joignez à cela l'influence de la peur sur certains individus lorsque le tonnerre gronde.

La foudre n'est pas autre chose que la recomposition instantanée de l'excès d'électricité positive ou négative d'un nuage avec l'électricité d'espèce contraire développée par influence à la surface de la terre. Cette réunion se fait avec bruit et lumière (tonnerre et éclair).

Lorsqu'un nuage se décharge, la foudre éclate et le foudroiement a lieu.

Les effets de la foudre sont des plus variables.

Tantôt l'individu qui se trouve placé sur le trajet où se fait la réunion est foudroyé; la commotion est si violente que la mort est instantanée. Tantôt les individus, tout en ne se trouvant pas sur le trajet de la foudre, mais seulement à côté, éprouvent cependant des accidents plus ou moins graves; et quelquefois même la mort s'ensuit; lorsqu'il en est ainsi, elle arrive par asphyxie. Parfois la foudre produit des brûlures plus ou moins étendues. Dans certaines circonstances, elle laisse à sa suite des infirmités et particulièrement des paralysies incurables, la cécité, la surdité, etc.

On a vu la foudre déchirer les vêtements d'un individu, les brûler, détruire et renverser tout ce qui se trouvait autour de lui sans lui faire aucun mal. Quelquefois elle l'a terrassé et lui a occasionné seulement un évanouissement. Dans certaines circonstances, des hommes violemment jetés à terre par la foudre se sont immédiatement relevés sans blessures. Il y en a aussi qui ont été tués sans qu'il y ait eu aucune trace de son atteinte sur leurs vêtements ou autour d'eux.

On le voit donc, les effets produits par le foudroiement sont très-variables.

Un orage vient-il à éclater, il faut que les enfants, les ouvriers, les cultivateurs, les voyageurs, etc., qui sont en plein air ou en rase campagne, évitent de rester sur des points culminants, autour de très-hauts édifices non munis de paratonnerres. Il ne faut pas courir, il faut surtout se garder de se mettre à l'abri sous des arbres. Que de gens ont payé cette imprudence de leur vie! et il ne se passe pas d'année qu'on n'apprenne le foudroiement de malheureux voyageurs que la mort est venue atteindre sous les abris qu'ils avaient cru devoir choisir.

Pour ceux qui sont dans leurs habitations, ils doivent soigneusement fermer les portes et les fenêtres et éviter les courants d'air.

Est-il besoin d'ajouter que la coutume de sonner les cloches en temps d'orage est très fâcheuse, et expose les infortunés sonneurs aux plus grands dangers?

Il est à propos d'indiquer ici que les vêtements de soie préservent assez bien de la foudre : viennent ensuite les tissus de laine. Quant aux étoffes de lin ou de coton, ils sont en général bons conducteurs de l'électricité, et ils agissent en sens opposé.

Franklin, l'inventeur des paratonnerres, donne les conseils suivants aux personnes qui redoutent les effets de la foudre :

« Il faut éviter le voisinage des cheminées, car la suie qui les tapisse partage avec les métaux la propriété d'attirer la foudre.

« Il faut, pour la même raison, s'éloigner des métaux, des glaces, des dorures, des cloches et de leurs cordes; se dépouiller des objets métalliques que l'on a sur soi.

« Il faut éviter de se placer au-dessous d'un lustre, d'une lampe, d'un ornement de métal, d'un arbre, d'un objet élevé quelconque.

« Il est bon d'interposer entre soi et le sol un corps non conducteur, tel que du verre, par exemple.

« Moins on touche les murs et le sol, moins on est exposé; le plus sûr et le meilleur préservatif serait donc d'avoir un hamac suspendu à des cordes de soie, dans une chambre très-spacieuse. »

Le grand air, dont jouissent avec tant d'avantages les habitants de la campagne, est utile, indispensable même à tous ceux qui restent confinés pendant six jours de la semaine soit dans les bureaux, soit dans les ateliers, soit dans des manufactures, où l'air est souvent vicié. Nous ne saurions donc trop les engager à profiter de leur dimanche, ce jour de repos, pour aller, après avoir rempli leurs devoirs religieux, avec leur famille, prendre l'air hors des villes et de préférence sur des coteaux; ils éviteront cependant de sortir par ces grands vents, ces ouragans, ces tempêtes qui règnent quelquefois.

Les *vents* sont des courants d'air qui se produisent lorsque ce fluide, plus dense ou plus pressé dans un point de l'atmosphère, s'écoule vers une région où l'air est moins dense et moins comprimé.

Il y a plusieurs espèces de vents. Les *vents alisés* qui soufflent dans les régions équatoriales, au large des côtes et dans des directions à peu près constantes pendant tout le cours de l'année. Les *vents périodiques,* qui sont également appelés *moussons,* brises de terre et de mer, pénétrant à une certaine distance dans l'intérieur des continents. Les *vents variables,* qui règnent des tropiques aux pôles, et qui soufflent tantôt dans une direction, tantôt dans une autre, mais ayant dans chaque localité et dans chaque saison une tendance déterminée. Les *vents accidentels* (ouragans et tempêtes), produits par des déplacements d'air dus à une condensation subite de vapeurs.

Tous ces vents ont des températures variables : les uns sont secs, les autres sont humides.

Il y a quelques vents spéciaux, que nous allons faire connaître.

Le *mistral*, vent très-froid et très-redoutable, qui souffle dans la vallée du Rhône.

Le *sirocco*, vent très-chaud et très-humide qui vient d'Afrique après avoir traversé la Méditerranée. Ce vent règne aussi en Sicile et même à Malte.

Le *simoun*, vent brûlant du désert qui souffle pendant cinquante jours, de la fin d'avril à la mi-juin.

Les vents favorisant l'évaporation des liquides (transpiration) qui se trouvent accidentellement sur le corps de l'homme, peuvent, en amenant un refroidissement, être le point de départ d'affections plus ou moins graves, telles que rhumes, maux de gorge, fluxions de poitrine, pleurésies, etc.

Ils procurent en outre, lorsqu'ils sont violents, du malaise, de l'anxiété, de l'oppression.

Le simoun entraîne avec lui une énorme quantité de poussière ou de sable fin qui obscurcit l'atmosphère, pénètre dans les organes et y produit de notables désordres. Lorsque ce vent est très-violent, on a vu des caravanes entières englouties sous les montagnes de sable qu'il avait soulevées.

Le sirocco a pu tuer des animaux en moins d'une heure. Quand il souffle, on calfeutre les portes et les fenêtres et l'on reste chez soi.

Les vents peuvent encore transporter au loin les principes morbifiques qu'ils trouvent sur leur trajet, et les semer en quelque sorte sur les différents points de leur passage.

L'*air* peut être *vicié par l'encombrement*, par un *trop grand développement de chaleur*, par la mauvaise habitude qu'ont certaines personnes de renfermer dans leurs chambres des *animaux*, des *plantes* ou des *fruits*. On comprend facilement quels sont les remèdes à apporter à cette viciation de l'air.

L'air peut aussi être altéré par son mélange avec des poussières soit minérales, soit végétales, soit animales. Il faut, dans tous les cas, combattre aussi efficacement que possible cette viciation de l'air, et surtout s'astreindre à des soins de propreté minutieux et même excessifs.

Le gaz acide carbonique, le gaz de l'éclairage, le gaz des fosses d'aisance, le gaz des mineurs, peuvent encore vicier l'air en s'y mêlant, et donner lieu aux plus terribles accidents.

Les émanations qui ont lieu dans les maisons récemment construites et qui sont produites soit par la chaux, soit par le plâtre, soit par les bois de construction, soit par les peintures ou par les vernis, ne sont pas non plus sans danger. L'humidité des murs étant d'ailleurs la cause principale de l'insalubrité des nouvelles constructions, on doit faire en sorte de ne les habiter que lorsqu'elles sont parfaitement sèches. Si, par suite de circonstances impérieuses, on était contraint de s'y installer, il ne faudrait pas omettre de faire continuellement, c'est-à-dire nuit et jour, par les temps mauvais et humides, un très-grand feu dans les chambres à coucher, et il faudrait ouvrir dans le jour (par un temps sec et clair, bien entendu) portes et fenêtres.

Les ouvriers de la ville et de la campagne ont la funeste habitude d'*essuyer les plâtres,* comme ils le disent; et ils sont alors aux prises avec des douleurs, avec des catarrhes pulmonaires, des maux de gorge, etc.

Il arrive journellement que les cultivateurs sont appelés à mettre en culture des marais ou des étangs desséchés : il y a là des causes d'insalubrité nombreuses contre lesquelles ils devront se tenir en garde; il ne faudra jamais commencer ces sortes de travaux à jeun, et s'arranger de façon à ne pas faire des journées trop longues : s'il est possible d'interrompre ce travail plusieurs fois par jour, ce sera chose excellente; mais il y aura souvent aussi impossibilité, et alors pourront naître des fièvres intermittentes et des fièvres typhoïdes.

Il y aurait mêmes inconvénients et mêmes dangers pour les cimetières nouvellement mis en culture.

On a dit que les émanations des végétaux étaient également pernicieuses. Il faudra redouter pendant les chaleurs de l'été de s'asseoir dans les champs, à l'ombre d'un arbre très-touffu, d'un noyer, par exemple, pour prendre son repas, surtout si le corps est en sueur; il faudra également s'abstenir de se livrer au sommeil dans ces mêmes conditions; et malheureusement c'est là ce qui a lieu habituellement : nous voyons tous les ans mourir poitrinaires des jeunes gens de l'un et de l'autre sexe qui ont contracté, pour s'être laissés aller à ce besoin, des rhumes dont ils ne se sont pas d'abord préoccupés, et qui ont fini par prendre un degré de gravité telle, que la mort en est résultée. N'allez pas croire cependant que l'odeur du noyer soit préjudiciable à la santé; non : c'est que l'ombrage et la fraîcheur que cet arbre répand autour de lui ont amené une suppression de la transpiration, et tous vous savez quelles en sont les conséquences.

Si le noyer et si d'autres grands arbres ne possèdent pas par eux-mêmes de propriétés malfaisantes par suite des émanations auxquelles ils donnent lieu, on ne peut en dire autant de certaines fleurs. Tout le monde sait que les gens de la campagne cueillent le soir les fleurs qu'ils doivent le lendemain de grand matin porter à la ville, pour orner soit les salons du riche, soit la chambrette de l'ouvrier. Souvent ils ne disposent que d'une chambre, et ils entassent imprudemment dans cette chambre une grande quantité de fleurs extrêmement odorantes, telles que narcisses, jacinthes, seringas, lilas, roses, lis, violettes, juliennes, jasmins, etc. etc.; il en résulte pour eux et pour toute leur famille, et pour leurs enfants principalement, des accidents tels que maux de tête, étourdissements, syncopes et même asphyxie. Nous avons donné des soins à une jeune fille nerveuse et impressionable qui, après avoir séjourné pendant la nuit dans une chambre où il y avait plusieurs branches de laurier-rose, fut prise d'accidents nerveux qui mirent plusieurs mois à se dissiper. Qu'on le sache donc bien, il y a danger à laisser dans une chambre à coucher des fleurs, qu'elles soient ou qu'elles ne soient pas odorantes, qu'elles soient en bouquet ou en pot.

Ce que nous disons des fleurs, nous devons également le dire des fruits. Nous proscrivons donc les fruits et nous les éloignons des chambres à coucher : nous ne permettons jamais, sous quelque prétexte que ce soit, qu'on amoncèle des poires, des pommes, des coings, etc., dans une chambre ou dans un lieu où l'on doit se livrer à un repos prolongé, au sommeil pendant la nuit.

Nous recommandons avec instance de ne jamais faire égoutter et dessécher dans la chambre à coucher, des fromages en certaine quantité; et cependant cela a constamment lieu dans les campagnes, malgré nos incessantes prières. Ces émanations ne sont pas seulement d'une odeur repoussante, mais, en viciant l'air, elles le rendent délétère.

Il faut également éviter de faire sécher pendant la nuit dans une chambre à coucher les linges qu'on a été obligé d'aller laver durant le jour, et qu'on n'a pu étendre dehors parce que le temps a été pluvieux ou trop froid.

L'air peut encore être vicié par des miasmes. Et d'abord, qu'entend-on par miasmes? Les miasmes sont des émanations subtiles, volatiles, insaisissables, impalpables, qui engendrent une grande partie des maladies épidémiques et contagieuses.

Nous parlerons successivement des miasmes engendrés par les marais, par les matières animales ou végétales en putréfaction, et par les malades.

Les marais, c'est-à-dire des flaques d'eau croupissantes et stagnantes, sont susceptibles de donner lieu à des émanations délétères, émanations qui font naître des accidents plus ou moins redoutables, des fièvres intermittentes, des fièvres typhoïdes, des dyssenteries, etc. etc. Les marais ont fait périr plus d'hommes qu'aucun autre fléau; ils ont détruit plus d'une armée, dépeuplé plus d'un pays, effacé du sol et presque de la mémoire des hommes plus d'une ville jadis florissante. Un voyageur visitant les pâles habitants du bassin Pontin, demandait à l'un d'eux comment ils pouvaient vivre. — *Nous ne vivons pas, nous mourons.* Cette lugubre réponse peint d'un trait les populations si nombreuses sur le globe qui languissent en proie au fléau permanent des émanations marécageuses.

Pour ce qui est des marais, des étangs, des fossés pleins d'eau, etc., il faut que l'autorité départementale ait soin d'en faire effectuer le curage, non pas pendant les excessives chaleurs de l'été, comme cela se pratique ordinairement, mais bien pendant l'automne ou pendant le printemps; et si ce curage doit avoir lieu deux fois par an, on peut le fixer : 1o dans le courant ou vers la fin du mois d'avril; 2o dans le courant ou vers la fin du mois d'octobre : alors il n'y aura pas autant à redouter l'influence des miasmes qui s'exhaleraient de ces boues qu'on a l'habitude déplorable de laisser étalées sur les bords des étangs, des marais ou des fossés, et qui restent ainsi exposées pendant les chaleurs à l'action d'un soleil brûlant. Aussi tous ceux qui ont leurs habitations dans le voisinage de ces flaques d'eau peuvent-ils ressentir les influences pernicieuses de ces curages intempestivement pratiqués. Nous avons vu mainte et mainte fois la dyssenterie épidémique, ainsi que la fièvre typhoïde, être le résultat de ces malencontreux curages, ou bien se montrer quand ces marais, qui n'avaient pas été curés, étaient desséchés par les ardeurs du soleil du mois de juillet ou du mois d'août. C'est donc là un point excessivement important dans l'hygiène des campagnes, puisque des villages, des hameaux sont parfois décimés par des maladies horriblement meurtrières, qui ne proviennent pas d'autre cause.

Les personnes qui habitent dans le voisinage de ces lieux insalubres doivent éviter de sortir le matin à jeun; elles doivent prendre la précaution de se vêtir chaudement, et même de porter de la flanelle ou de la laine sur la peau; avoir une nourriture très-réparatrice, presque exclusivement composée de viandes noires; faire usage de vin, de café à leurs principaux repas.

Si malgré ces précautions la fièvre apparaît, ou si quelque autre phénomène morbide se manifeste, il faut recourir tout de suite aux conseils d'un médecin; car les fièvres sont quelquefois d'autant plus difficiles à combattre qu'elles sont plus invétérées.

Les animaux morts et en putréfaction laissés sur le sol ou enfouis à une petite profondeur, sont susceptibles de donner lieu à des émanations malfaisantes, surtout pendant les chaleurs de l'été. Il faut donc faire déposer dans des fosses profondément creusées, et loin de toute habitation, les animaux crevés.

Les cadavres humains que l'on conserve dans les maisons,

en attendant leur inhumation, peuvent également donner lieu à des émanations fâcheuses, surtout lorsque les individus sont morts de maladies épidémiques ou contagieuses, et qu'ils ont conservé un grand embonpoint.

Si c'est pendant l'été, il faut fermer avec soin, durant le jour, toutes les ouvertures par lesquelles le soleil et la chaleur peuvent pénétrer. Durant la nuit, on tiendra les fenêtres entr'ouvertes.

Pendant l'été comme pendant l'hiver, on recommandera de ne laisser qu'un simple drap sur le cadavre, et non pas couvertures et courte-pointe, comme cela se pratique si souvent à la ville et à la campagne, dans toutes les classes de la société. On donnera le conseil aux personnes qui font la veillée du corps (ecclésiastiques, religieuses ou laïques), de ne faire que très-peu de feu en hiver.

Si les individus sont morts de maladies épidémiques ou contagieuses, il est nécessaire que ceux qui veillent le corps ne restent que très-peu d'heures près du cadavre, et se fassent remplacer de temps en temps : ils devront user de boissons toniques, d'aliments réparateurs, pendant la nuit surtout, sans en faire abus toutefois, car il y aurait double faute : 1° contre la tempérance ; 2° contre le respect dû aux morts.

Les développements que nous avons cru devoir donner relativement aux dangers inhérents à la présence momentanée des morts au milieu des vivants, ne devront jamais faire naître dans l'esprit des populations la coupable pensée de s'y soustraire, en demandant leur inhumation précipitée. Il faut avoir plus de piété, plus de vénération, plûs d'amour pour ses parents ou pour ses amis défunts; et nous avons été frappé bien souvent de l'impatience avec laquelle un fils, par exemple, désirait voir fixer l'heure de la sépulture de son père ; avec laquelle une femme souhaitait connaître l'heure de l'enlèvement de la dépouille mortelle de son mari!... Il nous est arrivé maintes fois, dans notre indignation, d'être obligé de tonner contre ces injurieux oublis des plus simples convenances, et de faire envisager à ces personnes l'odieux de leur conduite.

Les fumiers, auxquels on fait si peu d'attention dans les

campagnes, et qui sont situés au-devant des habitations, ou attenant à ces habitations, sont des causes réelles et incessantes d'insalubrité. Pourquoi l'autorité départementale ne recommanderait-elle pas expressément par un arrêté, après avoir consulté les comités d'hygiène institués dans chaque département, que les fumiers fussent éloignés de toute habitation, et ne ferait-elle pas connaître qu'il est indispensable de prendre toutes les précautions nécessaires pour que les liquides qui en découlent ne croupissent pas sur la voie publique, ou ne soient pas entraînés par les pluies dans les mares stagnantes, où vont boire les animaux, les vaches principalement. En Touraine, on assiste tous les jours à des monstruosités de ce genre, et l'on ne s'en préoccupe pas. Quelle qualité doit avoir le lait d'une vache qui a ingurgité un semblable breuvage, et qui tous les jours se désaltère au même foyer d'infection!... Qu'on ne croie pas que nous faisons du roman : nous pourrions citer les communes où existent des mares de cette nature, et dans lesquelles les vaches viennent journellement s'abreuver.

Les malades atteints de variole, de dyssenterie, de choléra, de fièvre typhoïde, de suette, etc., laissent échapper des miasmes qui sont loin d'être sans danger pour les personnes qui séjournent pendant longtemps (la nuit surtout) près d'eux. C'est en s'astreignant aux préceptes d'une bonne hygiène qu'on parvient le plus ordinairement à se préserver de leurs funestes effets : il faudra ne pas séjourner plus de deux à trois heures de suite près des malades; aller se plonger, en sortant de là, dans un bain d'air pur, et y rester plus ou moins de temps, suivant la saison et suivant la température ; avoir un excellent moral, se nourrir très-convenablement, goûter quelques heures de repos dans une chambre séparée de celle des malades, etc.

CAUSERIE IIe

DES VÊTEMENTS

Vêtements tirés du règne végétal et du règne animal. — Corps bons ou mauvais conducteurs du calorique. — Du gilet de flanelle. — De la chemise. — Du caleçon. — Du pantalon. — Des bretelles. — De la ceinture. — Des bas. — Des jarretières. — Des diverses chaussures. — De la cravate. — Du gilet. — De l'habit. — De la veste. — De la redingote. — Du paletot. — De la blouse. — De la limousine. — Des vêtements en caoutchouc. — Des gants. — De la coiffure. — Du corset. — Vêtements d'hiver. — Vêtements d'été. — Vêtements de nuit. — Du lit et de la literie. — Lits en bois et en fer. — Sommiers. — Matelas. — Ballières. — Lits de plume. — Oreillers. — Traversins. — Draps. — Couvertures. — Couvre-pieds. — Édredons. — Alcôves. — Lits à quenouilles.

Dès les premiers temps de la création, l'homme éprouva le besoin de garantir son corps contre les nombreuses influences physiques auxquelles il pouvait être exposé. Telle fut l'origine des vêtements, qui, d'abord simples et grossiers, se perfectionnèrent à mesure que la civilisation fit des progrès.

Les matières employées pour la confection des vêtements sont tirées du règne végétal et du règne animal.

Les substances végétales qui entrent dans la composition des vêtements sont : le chanvre, le lin, le coton, etc.

Les substances animales sont : la laine fournie par les moutons; les poils de la chèvre, du chameau, du lièvre, du lapin; la soie; la peau de beaucoup d'animaux, etc.

Les diverses substances que nous venons d'énumérer sont loin d'avoir des conditions égales quant au calorique. Les unes reçoivent et perdent la chaleur rapidement, les autres avec lenteur. Les premières sont dites bons conducteurs, et les secondes mauvais conducteurs.

Les corps bons conducteurs, laissant échapper la chaleur, protégent mal contre le froid; au contraire, les corps mauvais conducteurs retiennent, pour ainsi dire, la chaleur animale et garantissent bien du froid.

La laine est un corps très-mauvais conducteur; vient ensuite la soie, puis le coton et enfin le lin.

Les vêtements de laine sont donc plus chauds que ceux de soie; les vêtements de soie, plus chauds que ceux de coton; et les vêtements de coton, plus chauds que ceux de lin.

La couleur des vêtements a aussi une grande influence. Il résulte d'expériences nombreuses et très-variées, que les vêtements de laine blanche, faits avec une étoffe souple, moelleuse, légère et en même temps épaisse et contenant beaucoup d'air dans ses mailles, sont les plus mauvais conducteurs du calorique, ceux qui isolent le mieux le corps de l'influence des agents extérieurs, et enfin qui conservent le mieux la caloricité du corps.

Viennent ensuite la couleur jaune, le rouge orangé, le brun foncé et enfin le noir.

Sous la dénomination de vêtements nous comprendrons le linge de corps et toutes les autres parties de l'habillement. Nous parlerons donc successivement du *gilet de flanelle,* de la *chemise,* du *caleçon,* du *pantalon,* des *bretelles,* des *bas,* des *jarretières,* des *chaussures,* de la *cravate,* du *gilet,* de la *veste, habit, paletot* ou *redingote,* des *gants,* de la *blouse,* de la *limousine,* des *vêtements en caoutchouc,* dits *vêtements imperméables,* de la *coiffure,* du *corset.*

Le *gilet de flanelle* est un vêtement en laine que non-seulement les personnes délicates, mais encore que les personnes astreintes à un travail pénible devraient constamment porter. Malheureusement ce vêtement n'est pas encore vulgarisé autant qu'il devrait l'être; et si dans la classe aisée, dans la classe riche, tant de jeunes filles, tant de jeunes gens meurent poitrinaires, c'est assurément parce qu'au sortir des bals ou des concerts, ou de toute autre partie de plaisir, ils n'avaient pas de flanelle sur la peau, et qu'un air froid et glacial les a saisis et a brusquement arrêté la transpiration. Il serait à souhaiter que beaucoup d'ouvriers des villes et des campagnes portassent de la flanelle sur la peau. A la campagne surtout, que de causes nombreuses de refroidissements! Que de causes d'insalubrité sans cesse renouvelées!... Et cependant on rirait d'un jeune paysan qui endosserait un gilet de flanelle pour aller labourer, pour aller bêcher, pour aller faucher, pour aller faner, pour aller moissonner, pour aller vendanger, etc., dans la crainte d'un refroidissement. Il nous est maintes fois arrivé de conseiller des gilets de flanelle à la suite de rhumes intenses, de pleurésies, soit chez des hommes, soit chez des femmes habitant la campagne et se livrant aux rudes travaux de l'agriculture, et jamais nous n'avons pu vaincre leurs répugnances. « C'est bon pour vos petites madames, » nous répondaient-ils en ricanant; et ils ne faisaient aucune concession. Si par hasard la santé se montrait trop compromise chez certaines jeunes filles; si leurs parents les trouvaient trop pâles, trop chétives, trop frêles, trop délicates pour les exposer de nouveau à un aussi pénible labeur que celui auquel elles étaient soumises, ils les condamnaient alors au gilet de flanelle, mais ils leur interdisaient en même temps les travaux des champs, et les contraignaient à embrasser la profession de lingère ou de couturière. Un air pur eût pu les fortifier, leur faire du bien; un exercice modéré eût pu leur être salutaire : il fallait qu'elles s'astreignissent à rester confinées durant tout le jour, c'est-à-dire du matin au soir, dans des logements souvent insalubres, puisqu'elles n'avaient pas la force de travailler au grand air. Nous ne craignons pas d'avancer que dans nos contrées, sur mille agriculteurs, on n'en trouverait pas vingt portant de la flanelle sur la peau, quoique parmi eux il y ait des gens riches à plusieurs centaines de mille francs, et des individus prédisposés à devenir poitrinaires.

La crainte de la dépense est encore une cause de la non-adoption du gilet de flanelle. On allègue pour raison, et cette raison est fausse, qu'une fois cette habitude contractée, il faut en subir les conséquences, et porter la flanelle à tout jamais. Ce qu'il y a de vrai, c'est qu'il ne faut jamais cesser de porter des gilets de flanelle sans prendre l'avis de son médecin.

Appliquée sur la peau, la flanelle empêche les refroidissements en absorbant la sueur. Il faut que tous ceux qui sont assujettis à se vêtir de flanelle soient bien pénétrés de l'importance qu'il y a d'en changer au moins tous les huit ou dix jours en hiver, et tous les quatre ou cinq jours en été, alors que la transpiration est très-abondante. Il serait bon même d'en changer matin et soir, c'est-à-dire d'avoir un gilet de flanelle pour la nuit et un autre gilet pour le jour, on pourrait alors les garder pendant environ quinze jours avant de les faire laver.

La flanelle doit être nettoyée avec beaucoup de précaution dans de l'eau de savon très-peu chaude; c'est un talent que de savoir bien laver un gilet de flanelle, surtout lorsqu'il a été imprégné de sueur pendant longtemps.

La *chemise* est une des parties essentielles de l'habillement; elle est faite de tissu de fil, de lin ou de coton. Les personnes qui ne veulent pas entendre parler du gilet de flanelle ne devraient jamais avoir que des chemises de coton, et non pas des chemises en toile dont la finesse de tissu varie suivant la position sociale. Les gens riches portent de la toile très-belle, très-fine, magnifique; mais c'est toujours de la toile. Les travailleurs, et surtout les habitants de la campagne, portent aussi de la toile, mais une toile jaune, écrue, dont le tissu rude et grossier et susceptible d'écorcher la peau la moins sensible. Avec des chemises de coton, les riches ou les ouvriers n'auraient pas tant à redouter ces refoidissements qui se manifestent si souvent lorsque, le corps étant en transpiration à la suite d'un bal, à la suite d'une partie de chasse, ou bien à la suite d'un exercice ou d'un travail violent, une rafale de vent, un grain ou un orage survient, les surprend et les glace. Il est vrai qu'une chemise de coton dure moins et est moins belle qu'une magnifique chemise de toile; mais aussi elle coûte moins cher. La question de durée ne pourrait, du reste, être invoquée que par la classe nécessiteuse.

Les hommes doivent faire confectionner leurs chemises de manière qu'elles serrent modérément le cou et les poignets. Ils doivent aussi ne pas négliger d'en fermer exactement l'ouverture antérieure, afin que leur poitrine ne soit pas exposée à l'action du froid pendant la rigueur de l'hiver, et qu'elle soit protégée contre les rayons d'un soleil ardent durant la saison chaude.

Les chemises de femmes devraient également être faites en tissu de coton, être peu échancrées par le haut et garnies d'une coulisse qui ferait froncer ce vêtement au bas du cou.

Nous désirerions que les femmes de la campagne, par suite de l'habitude qu'elles ont contractée de faire des ouvrages très-pénibles en plein air, eussent des chemises avec des manches longues à poignet; elles éviteraient ainsi, lorsqu'elles vont dans les champs, du mois de juin au mois de septembre, des coups de soleil, des érysipèles et des piqûres de toutes sortes sur les bras.

Il est beaucoup de personnes appartenant à la classe aisée qui changent de chemise tous les jours; nous ne pouvons qu'applaudir à cette excellente habitude. Dans la classe ouvrière et dans celle des cultivateurs, il est nécessaire que les hommes et les femmes changent de chemise aussi souvent que possible, surtout en été, car ce vêtement étant constamment appliqué sur la peau est toujours imprégné de sueur : ce ne sera pas se montrer trop exigeant envers eux que de leur conseiller de mettre une chemise blanche deux fois par semaine en été, et une fois en hiver. Nous leur recommandons surtout de ne pas attendre que leur chemise les quitte, comme nous avons pu l'observer quelquefois chez certaines bourgeoises même très-riches.

Ceux qui pourront changer de linge de corps le soir en se couchant, et avoir une chemise de nuit, feront bien de s'astreindre à cette excellente habitude; car leur chemise de jour aura le temps jusqu'au lendemain de se sécher, et de perdre les émanations dont elle était imprégnée.

Les chemises doivent toujours être blanches de lessive; elles ne seront endossées qu'autant qu'elles seront parfaitement sèches.

Si, après un travail excessif, la chemise était par trop imprégnée de sueur, il ne faudrait pas s'exposer à aller s'asseoir à l'ombre d'un arbre, d'un noyer par exemple, pour prendre son repas; il ne faudrait pas s'arrêter dans un courant d'air, rester inactif sur un point culminant, etc.; ce qui serait préférable en pareille circonstance si l'on rentrait chez soi, ce serait de se débarrasser de cette chemise mouillée, et d'en prendre une autre parfaitement sèche, après s'être fait frotter les épaules et la poitrine avec un morceau de laine ou de flanelle. Si la chemise qu'on endosse pouvait être chauffée, ce serait une excellente précaution. On agirait de la même façon si, au lieu d'avoir été imprégnée de sueur, la chemise avait été mouillée par la pluie.

En ne s'astreignant pas aux petites précautions que nous indiquons, on s'expose à contracter des rhumes graves, des fluxions de poitrine, des pleurésies, des douleurs rhumatismales, des maux de gorge; et souvent les rhumes sont le point de départ de phthisies qui marchent avec une extrême rapidité.

Nous pourrions ici citer plusieurs noms de jeunes gens ou de jeunes filles devenus poitrinaires à la sortie du bal, le corps étant en sueur; avec une chemise de coton et un gilet de flanelle, ces infortunés eussent peut-être échappé à la mort!...

On ne saurait trop recommander aux hommes et aux femmes l'habitude des *caleçons*. Ils seraient, suivant la saison, confectionnés soit en toile, soit en coton, soit en flanelle. Ce vêtement, étant immédiatement appliqué sur la peau et destiné à en absorber le produit d'exhalation, devrait être changé et renouvelé très-fréquemment, une, deux ou trois fois par semaine, selon les besoins.

Nous ne craignons pas de dire que dès qu'on s'y sera assujetti, on ne voudra plus y renoncer, tant on restera frappé et convaincu de ses bons et salutaires effets. Dans la classe riche, presque tous les hommes portent des caleçons, et toutes les femmes portent des pantalons, ce qui revient absolument au même.

Le *pantalon* est un vêtement destiné à recouvrir le tronc et les membres inférieurs. Il est en général fait de tissus de laine d'épaisseur excessivement variable. En hiver, les pantalons sont en drap fort; en été, ils sont en étoffe de laine souple et légère. On fait aussi des pantalons de toile ou de coton pour la belle saison; mais nous devons dire que dans nos pays tempérés l'usage des pantalons en laine douce et mince est de beaucoup préférable à celui des pantalons en étoffe de toile ou de coton.

Assez souvent certains ouvriers des villes, tels que peintres en bâtiments, tailleurs de pierres, serruriers, faïenciers, etc., de même que les cultivateurs lorsqu'ils se livrent à l'exercice de leur profession, mettent par-dessus leur pantalon, dans l'intention de le protéger et de le conserver propre, une sorte de culotte de toile ou de coton qu'ils désignent sous le nom pittoresque de *salopette.*

Le pantalon est maintenu à l'aide de *bretelles.* On ne saurait méconnaître que, pour les personnes qui ont des occupations sédentaires, les bretelles doivent être préférées aux *ceintures.* Mais les travailleurs, ceux qui se livrent à des mouvements énergiques, ceux qui enlèvent des fardeaux considérables, ceux qui sont presque constamment courbés, tels que les moissonneurs, les vendangeurs, etc., doivent proscrire les bretelles et se contenter de fixer leur pantalon en le serrant au-dessus des hanches, et de le maintenir à l'aide d'une *ceinture.* Nous ne devons pas leur laisser ignorer que cette ceinture, qu'on essaie sans cesse de faire revivre, a pour inconvénients de comprimer la base de la poitrine, d'empêcher son libre développement, de gêner la respiration, de troubler la digestion et même de déterminer de plus graves accidents.

Si l'on vient à adopter la ceinture pour maintenir le pantalon, il faut de toute nécessité qu'elle soit faite en une étoffe souple et résistante, qui, passée plusieurs fois autour du corps, soutiendra tous les organes contenus dans le ventre, et sera un appui solide et d'une grande utilité pour ceux qui y ont recours.

Qu'on se garde à tout jamais de ces étroites ceintures en cuir connues sous le nom de *courroies,* et dont tant de personnes se servent encore pour soutenir leur pantalon, malgré tout ce qu'on peut leur dire à ce sujet.

Les *bas* servent non-seulement à protéger les pieds et les jambes contre l'action du froid et les variations de la température, mais encore ils sont destinés à absorber la transpiration abondante que la marche ou la station debout provoquent dans ces parties.

Les bas sont en coton, en fil, en soie ou en laine. Ils sont d'un usage général dans la classe aisée; mais dans la classe ouvrière, et surtout dans celle des cultivateurs, les bas sont un objet de luxe aussi bien pour les femmes que pour les hommes.

Les femmes sont obligées de s'astreindre à cet usage lorsqu'elles viennent à la ville vendre du lait, des fruits, des fleurs, etc.; mais une fois rentrées chez elles, elles s'empressent de se dépouiller de cette partie de leur vêtement. Cependant, lorsqu'elles s'habillent pour aller à la messe, à la noce ou à quelque assemblée, elles se décident à mettre des bas.

Les hommes y ont encore moins souvent recours que les femmes, car, portant des sabots ou des souliers, ils se contentent de se couvrir les pieds avec des guêtres en toile ou en coton. S'ils mettent des bottes, ils se privent et de bas et de chaussettes. Ils ne se doutent pas que l'absence de chaussettes et de bas expose leurs pieds à de nombreuses déformations, au développement des cors, œils de perdrix, durillons, qui souvent entravent la marche ou la rendent pénible et parfois douloureuse.

Il faut changer très-fréquemment de bas ou de chaussettes, surtout lorsqu'on transpire des pieds; car autrement on répandrait une odeur infecte et repoussante.

Beaucoup d'hommes portent des chaussettes, et sont par cela même affranchis de l'usage des *jarretières*. Il n'y a donc guère que les femmes qui aient besoin de s'y astreindre. On ne saurait trop s'élever contre la déplorable habitude que certaines d'entre elles ont contractée de se servir, pour tenir leurs bas, de galons ou de ficelles qu'elles serrent immodérément, non pas au-dessus du genou, mais bien au-dessous. Elles ignorent que la constriction exercée à l'aide de ces sortes de jarretières si mal appliquées les prédispose singulièrement aux varices et à l'enflure des membres inférieurs. Pourquoi ne pas s'imposer un léger sacrifice pour se procurer une paire de jarretières élastiques ou en caoutchouc? Il suffira, nous n'en doutons pas, d'avoir signalé les dangers auxquels elles s'exposent, pour faire cesser cette vieille habitude très-répandue dans la classe ouvrière.

Les *chaussures*, étant destinées à protéger les pieds contre les violences extérieures et à supporter le poids du corps, doivent allier la solidité à la souplesse.

Il y a une grande variété de chaussures : les sandales, les pantoufles, les souliers, les bottines, les bottes, les sabots, etc.; mais on peut les réduire à deux principales, les bottes ou les souliers, et les sabots.

Les *bottes* ou les *souliers* dont nous nous servons actuellement ne sont autre chose que les chaussures dont les Scythes et les anciens Gaulois faisaient usage. Les *bottes* fabriquées avec un cuir souple, doux, élastique, capable de céder sans violents efforts à tous les mouvements que la marche oblige d'exécuter, sont préférables pendant l'hiver, parce quelles entretiennent autour des jambes et des pieds une certaine chaleur bienfaisante.

Les *souliers*, ne protégeant que le pied, conviennent mieux pendant l'été.

On s'efforce, depuis quelques années, de remplacer la botte par des *bottines* soit en cuir, soit en étoffe; c'est une innovation qu'on ne saurait trop encourager et qui offre des avantages réels pour la belle saison.

Nous regardons les *chaussures vernies*, dont l'emploi est aujourd'hui si commun, comme très-mauvaises et fort peu hygiéniques. L'évaporation de la transpiration cutanée ne pouvant s'effectuer à travers le vernis, les pieds et les bas restent constamment mouillés.

La semelle des chaussures doit varier suivant la saison, suivant la nature des travaux ou des occupations des hommes, et suivant le sexe.

En hiver, les semelles des diverses chaussures seront épaisses, résistantes, et si l'on peut avoir des souliers ou des bottes à patins, ou bien à double semelle dont une en liége, ce sera une très-excellente chose.

Les ouvriers portent de gros souliers ou de grosses bottes

avec des semelles énormes garnies de plusieurs rangées de clous à deux têtes.

En été, les semelles seront d'une épaisseur moindre.

Les semelles des souliers et des bottines pour l'usage des femmes sont en général trop minces, et ne protégent pas suffisamment la plante des pieds contre les aspérités du sol.

Les talons de bottes, de bottines ou de souliers trop élevés, comme la mode le comporte, sont dangereux; ils exposent aux chutes, aux entorses, etc.

Les *souliers en caoutchouc*, que tout le monde porte maintenant dès que le temps est pluvieux, sont aptes à préserver de l'humidité extérieure, mais ils entretiennent et augmentent la transpiration des pieds; ils ne conviennent que lorsqu'on marche, et doivent être retirés dès qu'on rentre chez soi, sous peine de voir se produire tous les phénomènes dus au refroidissement des extrémités, tels que maux de gorge, rhumes, fluxions de poitrine.

Les habitants des campagnes portent, quand ils se livrent aux travaux des champs, de gros *sabots;* c'est là leur unique chaussure en tout temps, que le temps soit beau ou mauvaîs, qu'il fasse chaud ou froid.

Les ouvriers des villes ne portent guère de sabots que pendant l'hiver.

La *cravate* fait partie non-seulement de la toilette de l'homme, mais encore de celle de la femme; elle est utile pour protéger le cou contre le froid; elle doit être très-modérément serrée, afin de ne pas apporter d'obstacle au retour du sang du cerveau vers le cœur.

Les cravates sont en général en tissu de coton, de fil ou de soie.

Les cols-cravates durs et roides s'attachant en arrière à l'aide d'une boucle, et dont la troupe fait encore usage, ont des inconvénients réels, qu'on s'attache à faire disparaître en supprimant autant que faire se peut cette pièce de l'uniforme et en la remplaçant par une cravate en coton.

Les femmes, au lieu de cravate, portent de petits fichus

en soie ou en laine, ou des rubans ou des velours autour du cou.

Les hommes de la campagne, ou les ouvriers qui se livrent à des travaux très-pénibles, doivent se débarrasser de leur cravate, surtout pendant les chaleurs de l'été.

En hiver, il y aurait quelquefois imprudence à se priver de cette partie du vêtement, malgré les grands efforts auxquels on se livre, surtout si le froid était trop rigoureux et le vent trop intense et trop vif; car on s'exposerait alors à contracter des maux de gorge.

Il y a une sorte de cravate contre laquelle nous nous élevons, quoique son usage ait été prôné par tous les hygiénistes, c'est le *cache-nez*. Cette cravate en tissu de laine épais, chaud, jetée en plusieurs doubles autour du cou, y entretient une excessive chaleur, une sorte de moiteur même, et lorsqu'on vient à quitter ce vêtement, on est souvent surpris par une sensation de froid qui peut bien n'être pas sans inconvénients sérieux. Nous avons noté maintes fois des maux de gorge très-graves qui n'avaient pas d'autre cause que celle de la transition brusque du chaud au froid occasionnée par le retrait intempestif de cette cravate anti-hygiénique.

Le *gilet* a pour but de protéger la poitrine contre les variations atmosphériques. Il est fait d'étoffes très-variées, coton, fil, soie, laine. Les gilets en étoffe de fil, de coton, ne sont guère employés que pendant les chaleurs de l'été. Les gilets de soie ou de velours ne se mettent que dans certaines circonstances solennelles. Les gilets de drap conviennent pour l'hiver, car ils conservent parfaitement la chaleur naturelle.

Au gilet ordinaire les travailleurs ont l'habitude de faire adapter des manches d'étoffe; ils ont ainsi un vêtement chaud et commode connu sous le nom de *gilet à manches*.

L'*habit* est destiné à remplir des fonctions protectrices encore plus complètes que celles du gilet; en effet, il enveloppe la poitrine dans toute son étendue, et recouvre de plus les reins, les épaules et les bras. On ne saurait cependant contester que ce vêtement est assez incommode, surtout avec les exigences actuelles de la mode, qui en a fait un vêtement étriqué, gênant, et contraire à la liberté de mouvements très-étendus.

En supprimant les basques de l'habit, on a la *veste*, qui est un des vêtements les plus répandus et les plus goûtés dans la classe des travailleurs. La veste ne doit pas être étroite et avoir des manches collantes, autrement elle ne serait pas d'un usage plus convenable que l'habit ; il faut aux ouvriers habitués à de grands et à d'énergiques mouvements des vêtements amples et aisés.

En ajoutant une jupe à la veste, on a la redingote, vêtement extrêmement commode et dont l'adoption est générale.

L'habit, la veste et la redingote peuvent être en toile, en coton ou en laine. Ils sont le plus habituellement en tissu de laine.

Pendant la saison rigoureuse, on met par-dessus la redingote ou l'habit un autre vêtement fait en étoffe de laine épaisse, doublée d'une couche de ouate qui est elle-même recouverte de soie. Ce vêtement, qui est très-confortable, a reçu le nom de *par-dessus* ou de *paletot;* il a remplacé le *manteau.*

La *blouse* est un vêtement très-apprécié des ouvriers, et qui mérite réellement la faveur dont il est l'objet. En été, elle forme, avec la chemise et le pantalon, tout l'ensemble des vêtements dont sont couverts les travailleurs. En hiver, la blouse n'est pas non plus à dédaigner; car, recouvrant la veste ou l'habit, elle constitue un nouveau vêtement très-avantageux et chaud; elle ne sert pas alors seulement à protéger les autres pièces d'habillement; mais elle devient elle-même un vêtement très-utile, nous allions écrire très-indispensable.

La blouse, faite de tissu de fil ou de coton de couleurs variées, se lave avec la plus grande facilité, ce qui est encore un point fort essentiel.

En hiver, et par les temps pluvieux, les gens de la campagne, obligés de faire une longue course, mettent par-dessus tous leurs vêtements et même par-dessus leur blouse, une sorte de manteau en laine grise, bariolée de rouge et de noir, connue sous le nom de *limousine :* c'est un vêtement très-commode et qui doit être de beaucoup préféré aux vêtements en caoutchouc.

Les *vêtements en caoutchouc* ou *caoutchoutés* ne conviennent point, en effet, aux piétons; car, s'ils sont imperméables à la pluie, ils le sont aussi à la transpiration, qui, ne pouvant s'échapper, fait que ceux qui endossent ces vêtements et qui marchent pendant assez longtemps sont comme dans un bain de vapeur sous cet incommode manteau ou paletot. Les vêtements imperméables peuvent convenir à ceux qui font un long trajet en voiture découverte par un temps pluvieux, aux cochers, etc.; mais, encore une fois, ils ne conviennent pas aux marcheurs.

Gants. Nous nous sommes occupé des moyens de protéger les pieds, nous devons dire actuellement quelques mots des moyens de protéger les mains; ces moyens sont les *gants.* On fait des gants en fil, en coton, en soie, en laine, en poil de lapin, en peau. Les gants conviennent à toutes les classes de la société et à tous les âges. En hiver, ils empêchent l'action d'un froid trop intense ou trop rigoureux de se faire sentir sur les mains, et par conséquent ils s'opposent à la production de ces engelures, de ces crevasses dont la classe laborieuse a souvent tant à souffrir. Ils ont encore un autre effet non moins important, celui de ménager la souplesse et la finesse de l'organe du tact.

En été, les gants protégent les mains contre l'action des rayons solaires; ils deviennent alors un objet de luxe ou à peu près, surtout pour les femmes.

Coiffure. On fait remonter l'usage des couvre-chefs, qui d'abord, uniquement employés à la guerre et pour se garantir des violences extérieures, s'introduisirent peu à peu dans la vie civile, au règne de Charles VII, vers la fin du XVe siècle.

La coiffure varie suivant l'âge, le sexe, la condition sociale, la profession, etc.

Chez les petits enfants qui commencent à marcher, et dont les pas sont nécessairement mal assurés, on conseille à juste titre l'usage des bourrelets en baleine flexible.

Dès que les enfants ont atteint l'âge de deux à trois ans, on leur fait porter, pendant l'été, de petits chapeaux de paille; et pendant l'hiver, on donne aux garçons des casquettes en étoffes minces; aux filles, des bonnets ou des chapeaux.

Les adolescents et les adultes se sont astreints à la ridicule coutume de se couvrir la tête d'une coiffure lourde, disgracieuse, peu hygiénique, en soie ou en feutre noir, d'une forme élevée que l'on a comparée avec raison à un fragment de gros tuyau de poêle, et qui est connue sous le nom de *chapeau*. Le chapeau noir est d'obligation dans la mise habillée. En été, on porte généralement en négligé des chapeaux de paille dits *panamas*, ou des chapeaux de fantaisie assez légers.

Les travailleurs ont des casquettes ou des chapeaux de feutre gris ou noirs très-légers. A la campagne, les paysans ont adopté l'usage des chapeaux de paille en été, des chapeaux de feutre à larges bords pendant l'hiver.

La coiffure des femmes a subi d'innombrables variations. Dans la classe riche, on se couvre la tête, suivant la saison, de chapeaux de velours, de feutre, de soie, de paille, pour toilette de ville, dont la forme, soumise aux exigences et aux caprices de la mode, est au moins aussi variable que le tissu. Les coiffures de bal sont des bonnets, des résilles, des turbans, des couronnes de fleurs, des rubans, des velours, des perles, des diamants artistement placés et merveilleusement combinés pour s'harmoniser avec la grâce de celle qui les porte.

Dans la classe ouvrière, on met des bonnets de formes différentes suivant les pays, des fichus, des chapeaux de paille, etc. En Touraine, les paysannes ajoutent toujours en hiver, pardessus leur bonnet, une sorte de coiffe en indienne ou en soie qu'elles désignent sous le nom de *thérèse*.

La coiffure des ecclésiastiques, et surtout celle des militaires, offre de notables différences avec la coiffure civile, et est en général fort incommode et surtout contraire aux règles d'une bonne hygiène.

L'usage du *corset* est par malheur très-généralement répandu, et l'on trouve aussi bien ce vêtement sur la petite-maîtresse que sur la plus humble ouvrière. Toutes les femmes y ont donc recours : nous disons à dessein toutes les femmes, parce que nous ne voulons pas parler ici des quelques dandys qui en sont arrivés à s'emprisonner le corps dans ces sortes de cuirasses.

Autant est efficace, est utile même, un corset souple et élastique, dépourvu du large busc de baleine ou d'acier placé à sa partie antérieure, et des nombreuses et dures tiges de baleine et d'acier dont il est garni et sur les côtés et en arrière; autant l'espèce de cuirasse bardée de lames d'acier ou de baleine, dans laquelle on martyrise les jeunes filles de la ville et de la campagne, est contraire aux lois de l'hygiène.

Les jeunes filles de toutes les classes de la société devraient être affranchies de l'usage du corset jusqu'à ce que leur développement fût complet : lorsqu'on se déciderait à leur infliger ce vêtement, il faudrait qu'il fût construit d'une manière toute particulière. Ainsi il serait fait en tissu de coutil ou en basin; il serait largement évasé en bas pour emboîter les hanches; il serait disposé convenablement en haut pour embrasser la poitrine. Pour rien au monde on ne permettrait l'usage de ces buscs affreux qui occasionnent un si grand nombre de maux d'estomac; on tolèrerait seulement de très-minces et très-étroites baleines, afin que le corset eût un peu de soutien, et l'on ne serrerait ce vêtement que très-modérément : alors disparaîtraient ces tailles de guêpes, qui ne sont produites qu'en altérant profondément la santé, et en déterminant souvent dans le foie et dans d'autres organes des désordres auxquels il est presque toujours impossible de remédier.

Chez les jeunes filles non encore suffisamment développées, le corset devra toujours être remplacé par une simple brassière.

Nous ne croyons pas qu'il soit nécessaire d'ajouter, le bon sens l'indique suffisamment, que les vêtements de toile ou de coton formeront l'habillement d'été, et que les vêtements de laine seront réservés pour l'hiver. Il est cependant des exceptions; car on rencontre des personnes faibles, délicates, ou des vieillards qui doivent porter en toute saison des vêtements de laine. Mais ce que nous ne saurions trop recommander, c'est que riches et pauvres n'aient pas la mauvaise habitude, comme cela se voit dans nos contrées, de se dégarnir et d'endosser les vêtements d'été dès les premiers beaux jours qui apparaissent quelquefois à la fin du mois de mars ou au commencement du mois d'avril; ils devraient se souvenir que dans notre belle Touraine, appelée à juste titre le Jardin de la France, la vigne a parfois gelé le 31 mai. Il est d'une bonne hygiène de ne quitter les vêtements d'hiver que vers le milieu ou la fin du mois de mai.

Nous avons parlé des vêtements que l'homme revêt pendant le jour; il est bon de dire un mot de ceux qu'il doit avoir pendant la nuit, et à ce propos de parler du lit et de la literie.

Lorsqu'on veut se livrer au sommeil pendant la nuit, il faut se dépouiller des vêtements extérieurs, et ne conserver que le linge de corps : nous avons même dit qu'il est préférable, en été, de changer de chemise, afin de laisser sécher celle qu'on a eue pendant le jour, si parfois elle est mouillée, ou afin qu'elle perde les émanations dont elle a été imprégnée durant les travaux auxquels on s'est livré. Ceux qui portent de la flanelle sur la peau pourront également la garder pendant la nuit, excepté pendant les grandes chaleurs de l'été; cependant nous ne conseillerons pas aux personnes délicates de se priver de leur gilet de flanelle, même pendant la nuit; mais ce qui est préférable en été, c'est qu'elles en changent le soir au moment de se coucher.

En hiver, on peut garder et la chemise et le gilet de flanelle qu'on portait pendant le jour.

La tête sera couverte d'un serre-tête ou d'un fichu, ou d'un bonnet de coton simple en été, double en hiver.

Les femmes revêtiront une camisole par-dessus la chemise, en été comme en hiver; seulement cette camisole sera très-mince et très-légère en été, et très-chaude en hiver.

Du lit et des divers objets de literie. Un lit se compose :

1° D'un *fût* soit en bois, soit en fer, de forme excessivement variée.

2° D'un *sommier* soit en crin, soit en paille, soit en foin, soit en feuilles de maïs, soit en fougère, soit en varech. Il y a quelque chose de bien supérieur à tous ces sommiers, c'est le sommier dit élastique, qui ne se rencontre que dans les maisons bourgeoises, dans les châteaux, et bien rarement dans la classe laborieuse. Nous recommandons, comme étant excellents, les sommiers en varech ou zostère : ils sont bien préférables à ceux faits en paille de froment ou en feuilles de maïs. Quelle que soit la composition d'un sommier, il est indispensable qu'il soit bien épais, bien rempli, et piqué comme un matelas.

3° Des *matelas* faits en crin ou en laine cardée. Les matelas de crin sont préférables à ceux faits en laine; ils sont plus durs et moins chauds.

Les *ballières* des jeunes enfants ne doivent pas être en balle d'avoine, mais en feuilles de fougère.

4° Dans beaucoup de ménages d'ouvriers, on remplace les matelas par une *couette* (nom donné aux lits de plume). Une couette ou lit de plume est tout simplement de la plume renfermée dans une enveloppe de coutil préalablement cirée. Cette couette a un immense inconvénient, c'est d'entretenir trop de chaleur, trop de moiteur, pendant l'été du moins, et d'amollir les sujets qui en font usage pour leur coucher. Les lits de plume sont en grande faveur dans les campagnes, et souvent ils composent avec le sommier tout l'ensemble des parties résistantes du lit.

5° Les *traversins* et les *oreillers* sont d'un usage avantageux, et ont pour objet de maintenir la tête élevée. Ils sont presque toujours mous et remplis avec de la plume, tandis qu'il serait de la plus haute importance de ne se servir que d'oreillers et de traversins assez durs, assez résistants et faits en crin ou en zostère. En bannissant la plume de la confection de ces pièces de literie, on éviterait peut-être bien des coups de sang, bien des apoplexies.

L'oreiller ne se rencontre qu'exceptionnellement chez les ouvriers des villes et des campagnes. Nous connaissons des cultivateurs puissamment riches chez lesquels on le chercherait en vain.

Quelques personnes ne font usage d'oreillers que lorsqu'elles sont indisposées ou malades.

6º Les *draps* du lit doivent être en toile ou en coton; en toile, pour l'été; en coton, pour l'hiver. Il faut changer de draps très-souvent, et ne pas oublier que la propreté est de rigueur pour conserver la santé.

7º Une ou plusieurs *couvertures* de laine ou de coton, suivant la saison, ou bien un ou plusieurs *couvre-pieds*, entrent encore dans la composition du lit.

8º L'*édredon* ne se rencontre que dans la classe aisée ou riche, et ne doit guère figurer que sur le lit des femmes frêles et délicates. Les hommes ne doivent jamais recourir à son usage.

Les jeunes gens ont besoin d'un lit dont les matelas soient fermes et plutôt durs que mous. Il faut qu'ils s'habituent à ne pas trop se couvrir; car un lit trop moelleux et trop chaud énerve et affaiblit le système musculaire, rend le sommeil lourd et la digestion pénible et languissante.

Les vieillards doivent, au contraire, avoir un lit mou et être très-couverts.

Les femmes auront aussi un lit moins résistant que celui des hommes.

On ne devrait jamais emprisonner les lits dans ces espèces de compartiments en briques ou en planches connus sous le nom d'*alcôves*, et qu'on rencontre dans la plupart des logements. Nous voudrions même que les lits fussent en toute saison dépourvus de rideaux.

Dans les campagnes on ne sait pas ce que c'est qu'une alcôve, mais en revanche il y a ces lits à ciel et à quenouilles, munis d'épais rideaux de serge verte, et dans lesquels on a bien soin de s'enfermer en été comme en hiver; en été, pour se préserver des mouches; en hiver, pour se mettre à l'abri du froid. Quelle déplorable habitude, et comme elle est contraire à la santé, puisqu'elle ne fournit à la respiration qu'un air impur et tout à fait vicié! Conservez vos lits de famille si vous le voulez, habitants de la campagne; nous n'y trouvons pas à redire, pourvu que vous ouvriez tous les rideaux, et que vous ne restiez pas confinés dans un air méphitique et malsain; si dans vos maisons mal closes vous craignez le froid rigoureux de l'hiver, mettez une couverture ou un couvre-pied de plus, et respirez librement et à pleins poumons un air pur.

Après avoir fait sa prière, il faut se déshabiller promptement et se mettre au lit avec une simple chemise de toile ou de coton, et se couvrir la tête soit avec un mouchoir, soit avec un foulard, soit avec un serre-tête, soit enfin avec le traditionnel bonnet de coton. Il est bon d'accoutumer les enfants à coucher la tête nue; par ce moyen ils conserveront leur chevelure, et éviteront les congestions cérébrales.

Il ne faut pas prendre la mauvaise et pernicieuse habitude d'enfouir la tête sous les couvertures.

En se mettant au lit on doit faire en sorte que les pieds soient chauds et parfaitement secs.

Si les draps étaient humides, il faudrait prendre la précaution de faire bassiner son lit avant de se coucher.

Survient-il de la transpiration pendant le sommeil, il est de rigueur d'attendre qu'elle soit passée avant de se lever. Il est également indispensable de veiller à ce qu'on ne s'expose pas au froid du matin ou de la nuit lorsque le corps est en sueur; et s'il y a obligation de sortir de son lit en cet état, il faudra prendre au moins la précaution de se prémunir contre le froid.

CAUSERIE IIIe

DES HABITATIONS

Peu de temps après la création, l'homme se réfugia dans les cavernes, les troncs d'arbres. — Plus tard, il se construisit des habitations mieux appropriées à ses besoins. — Des habitations en Abyssinie, en Arabie, en Tartarie, etc. — Des habitations chez les Grecs et les Romains. — De l'hygiène des habitations. — Les habitations doivent être situées dans une bonne exposition, dans un lieu bien aéré, sur un sol sablonneux ou pierreux et non marécageux. — Elles doivent être construites avec des matériaux réfractaires à l'humidité. — Hygiène de l'intérieur des habitations. — Rez-de-chaussée. — Entresols. — Étages. — Assainissement des habitations. — Des divers modes de chauffage. — Poêles, cheminées, calorifères. — Des différents combustibles. — Des divers procédés d'éclairage. — Hygiène de l'extérieur des habitations. — Cours. — Écoulement des eaux pluviales et ménagères. — Toits à porcs, écuries, cabanes à lapins, poulaillers, etc.

Il est incontestable que, dès les premiers temps de la création, l'homme dut chercher un abri contre les vicissitudes atmosphériques : aussi se réfugia-t-il tantôt dans une caverne ou dans une excavation naturelle, tantôt dans un tronc d'arbre. Il ne tarda pas à être frappé du peu de commodité de ces sortes de retraites, pour ainsi dire, improvisées, et il eut la pensée de se créer des lieux de refuge plus sûrs et mieux appropriés à ses besoins. C'est alors que les premières habitations furent construites, et nous devons reconnaître qu'elle ont beaucoup varié suivant le climat habité, et suivant le degré de civilisation par lequel l'homme est successivement passé.

En Abyssinie, il y a encore des peuplades qui n'ont pour demeure que des troncs d'arbres.

Les Arabes logent sous des tentes qu'ils portent partout avec eux.

Les Tartares s'abritent sous des huttes en bois qui sont également portatives.

Les sauvages de l'Amérique et les nègres de l'Afrique logent dans des cabanes en bois percées d'un trou à la partie supérieure, afin de laisser le passage à la fumée. L'agglomération de ces cabanes forme des villages, qu'ils environnent de palissades en bois.

Les Grecs et les Romains avaient déployé dans la construction de leurs habitations un luxe et un confort dont la civilisation moderne peut à bon droit se montrer jalouse.

Sans nous jeter dans des divagations inutiles, faisons connaître ce que doivent être les habitations, *ce vêtement de la famille,* a dit un auteur très-connu. Nous ne saurions, en effet, examiner avec trop de soin les influences exercées sur la santé des hommes par leurs habitations, qui manquent souvent de toutes les conditions requises pour être salubres. Et cependant y a-t-il rien de plus important que l'hygiène des habitations? N'est-ce pas dans la maison que nous passons la plus grande partie de notre vie? Pendant l'enfance, pendant la jeunesse, pendant l'âge adulte, pendant la vieillesse, à tous les âges, la maison nous abrite non-seulement durant la nuit, mais encore très-souvent dans le jour, à l'heure des repas, pendant les maladies, etc.; puis il y a certaines professions nécessitant le séjour presque continuel à la maison.

Pour être salubre, une habitation doit être située dans une bonne exposition, bâtie dans un lieu convenablement aéré, sur un sol sablonneux ou pierreux, et non pas marécageux, et construite avec des matériaux réfractaires à l'humidité.

1° Qu'entend-on par une habitation bien exposée? C'est celle qui offre sa façade principale au sud-est ou au levant. L'exposition du sud-est est encore préférable à celle du levant. Dès qu'on a ouvert les fenêtres d'une habitation ainsi exposée, le soleil pénètre à flots dans la maison dès le matin, l'inonde, la réchauffe, et l'air se trouve ainsi purifié, renouvelé. Une fois qu'on a vaqué aux soins du ménage, on ferme les fenêtres aussi bien en été qu'en hiver : en été, pour se préserver de la chaleur; en hiver, pour se mettre à l'abri du froid. A la campagne, rien de plus facile que de choisir son exposition, car on est maître absolu de son terrain et de ses mouvements; il n'y a pas à se conformer aux exigences imposées à ceux qui font construire dans les villes, et cependant que d'habitations sont mal exposées dans les campagnes !

2° Une autre condition, c'est que l'habitation soit entourée d'air suffisamment renouvelé. Il faut avouer que rien ne paraît si simple et si facilement exécutable que cette condition-là; et cependant rien n'est si difficile à trouver dans certaines circonstances. Pour les maisons isolées, bâties à la campagne, on peut tout ce qu'on veut; néanmoins nous voyons à chaque instant des maisons qui, au lieu d'être sur un point culminant, sont dans un bas-fond, quand leurs propriétaires auraient pu les placer ailleurs. Mais pour les habitations agglomérées, construites dans les villes ou dans les villages, ce n'est pas la même chose; il faut savoir, et ceci est de la plus grande importance, que la partie haute d'une ville ou d'un village est généralement plus salubre que la partie basse; que la situation de l'habitation dans la partie de la ville où l'agglomération de la population est la plus considérable constitue pour elle une condition de moindre salubrité, tandis que sa position sur une place ou dans le voisinage d'une promenade plantée d'arbres est, au contraire, une condition de salubrité. Les maisons bâties dans les rues larges, bien percées, bien exposées, sont plus salubres que celles qui sont situées dans des rues ou dans des ruelles longues, étroites, humides, où l'air et la lumière ne peuvent pas pénétrer.

3° Il faut éviter un sol humide et marécageux, et rechercher, autant que faire se peut, un sol pierreux et sablonneux. On peut jusqu'à un certain point remédier à l'humidité du sol, ou du moins en éviter les sérieux inconvénients, en établissant au-dessous du rez-de-chaussée des voûtes au-dessous desquelles on donne un libre accès à l'air. Dans les campagnes, où l'on a toutes facilités pour choisir le sol sur lequel on veut bâtir, il n'y a jamais de caves sous les maisons; aussi les habitations sont-elles souvent insalubres.

4° Enfin il est de rigueur que les matériaux employés dans la construction soient solides et réfractaires à l'humidité. Les assises des fondations exigent surtout ces deux conditions. Les pierres qu'on vient d'extraire des carrières sont très-humides, et ont besoin d'être longtemps séchées à l'air; les moellons les moins secs seront employés dans la partie du bâtiment où le soleil et la ventilation ont le plus d'accès.

On poursuit sans relâche, dans les villes, les propriétaires de logements insalubres; en les pousse, on les contraint à les assainir, et l'on a mille fois raison. Et l'on ne pourrait pas, lorsqu'il s'agit de construire une maison, intervenir et voir si le propriétaire ne sera pas exposé à abandonner plus tard cette habitation, parce qu'elle ne réunira pas les conditions voulues de salubrité! Pourquoi, avant de laisser bâtir, n'aurait-on pas le droit de donner des conseils? On préviendrait ainsi de grandes et regrettables dépenses. Nous appelons donc l'attention sur ce point, et nous croyons que le remède est d'autant plus facile, qu'à la ville comme à la campagne, si l'on construit mal, c'est qu'on le veut bien; car on a généralement tout ce qu'il faut pour faire des logements salubres. C'est donc à l'autorité communale à intervenir; et elle peut, si elle le désire, demander que ce soit à l'instigation de l'autorité préfectorale, par suite d'une opinion émanant des conseils d'hygiène.

Les maisons doivent être bâties avec solidité; les murs doivent être épais. La toiture sera recouverte de tuiles ou d'ardoises, selon les pays. Le plancher sera plus élevé que le sol extérieur, et reposera, autant que faire se pourra, sur une cave. Il faut que le sol soit pavé ou carrelé, sinon planchéié; car s'il restait formé de terre battue, comme cela se voit dans quelques contrées, ce serait une cause incessante d'insalubrité; à la moindre quantité d'eau répandue sur le sol, il se délaicrait et se convertirait en boue. L'hiver, par l'humidité, ce sol serait détrempé; en été, il serait constamment plein de poussière; aussi les soins d'exquise propreté sont-ils impossibles et incompatibles avec un sol semblable.

Une maison se compose soit d'un simple rez-de-chaussée, soit d'un rez-de-chaussée et d'un ou plusieurs étages; mais il ne faudrait pas croire que tous les étages jouissent du même degré de salubrité.

Les *étages souterrains* qui servent soit de cave, soit de cuisine, sont en général très-humides, et le séjour prolongé qu'on y ferait donnerait lieu à des douleurs, aux scrofules, etc.

Les rez-de-chaussée placés au-dessus des caves ou des cuisines souterraines sont assez salubres, surtout s'ils sont élevés de soixante centimètres à un mètre du sol de la cour ou du jardin. Mais les rez-de-chaussée des villes ou des villages, notamment ceux qui sont situés dans des rues étroites, obscures, sinueuses, humides, boueuses, sont très-malsains. Les habitants de pareils logements s'étiolent et succombent souvent à des maladies de langueur, à la phthisie, aux scrofules, etc.

Les *entresols* sont insalubres par suite du peu d'élévation de l'étage.

Les *étages supérieurs* jouissent généralement d'une certaine salubrité. Le premier et le second étage sont salubres par suite de l'élévation des plafonds. Les troisième, quatrième et cinquième étages le sont également, parce que l'air sec, la lumière, la chaleur, ne trouvent pas d'obstacles pour pénétrer dans les appartements.

Les papiers de tenture dont les murs sont actuellement revêtus dans les somptueux appartements du riche comme dans l'humble mansarde du pauvre, sont souvent maculés et détruits par l'humidité. On a voulu obvier à cet inconvénient par mille moyens divers. Le meilleur, le seul même que l'on puisse et que l'on doive recommander, c'est une solution de *silicate de potasse,* dont on enduit les pierres, les boiseries, les plâtres, etc., qui doivent être exposés à l'humidité. En séchant, ce silicate forme une couche vitrifiée complétement imperméable à l'humidité.

Il y aura dans chaque chambre une ou deux larges fenêtres, et non pas un ou deux œils-de-bœuf; une porte avec ou sans imposte, une cheminée assez vaste et qui ne devra pas fumer. L'élévation de l'étage devra être de trois mètres et demi environ, la longueur et la largeur de la chambre à coucher de quatre mètres; et il ne faudra jamais perdre de vue que l'homme a besoin de quinze à vingt mètres cubes d'air respirable par heure.

Ce n'est pas tout que la construction et la distribution d'une habitation, il faut encore qu'à l'aide de certaines précautions on puisse la maintenir dans un état parfait de salubrité, ou bien qu'on puisse remédier à l'insalubrité résultant de sa situation.

Il faut qu'en dedans comme en dehors des habitations on ait une suffisante quantité de *soleil* et un *air pur*. De là la nécessité d'ouvrir portes et fenêtres pour renouveler l'air, pour échauffer, pour purifier ; car les fenêtres ne sont pas seulement destinées à donner du jour, mais elles sont établies aussi dans le but d'assainir la maison.

Si la maison est humide, le soleil en été fera merveille ; on ouvrira les fenêtres durant tout le jour : en hiver, on se contentera de les ouvrir par un beau froid, par un temps bien sec, vers le milieu du jour.

On recommandera de ne pas jeter sur le plancher de la chambre la moindre quantité de liquide : on proscrira ces lavages à grande eau, que tant de femmes dans la classe ouvrière aiment et recherchent.

On évitera aussi, comme nous l'avons déjà dit, de faire sécher le linge mouillé en l'étendant sur des cordes dans la chambre à coucher, ou en le mettant devant le feu sur le dos des chaises.

En hiver, on combattra l'humidité de certains logements par un poêle installé au milieu de la chambre qu'on habite. Le chauffage d'un poêle sèchera mieux que le feu d'une cheminée. Le poêle sera soit en faïence, soit en fonte; on aura soin de placer sur le dessus un vase plein d'eau afin de diminuer l'aridité de la chaleur.

Les cheminées, dans beaucoup d'habitations, sont mal faites, mal confectionnées ; elles fument presque toujours, et la fumée est encore une cause puissante d'insalubrité ; elle est de plus une cause de refroidissement, car elle oblige à laisser la porte ou les fenêtres ouvertes lorsqu'on veut faire du feu dans la cheminée. C'est pour cela que nous préférons de beaucoup le poêle, et nous nous prenons à regretter sincèrement que ce mode de chauffage ne soit pas vulgarisé dans les départements du centre et du midi de la France, comme il l'est dans ceux du nord et de l'est.

Pour entretenir une température convenable, en rapport avec la saison, en hiver on se chauffera soit au moyen d'un poêle, soit au moyen d'une cheminée, soit au moyen d'un calorifère.

Nous avons déjà dit quelques mots des poêles, nous n'y reviendrons pas.

La *cheminée* est un des moyens de chauffage les plus simples et les plus salubres ; mais elle ne peut échauffer qu'en renouvelant l'air d'un appartement sur une grande surface. Un des principaux inconvénients des cheminées, outre la fumée, c'est la perte d'une quantité considérable de calorique, et par conséquent de combustible. On a essayé de remédier à cette perte de calorique en établissant des *bouches de chaleur* qui, lorsqu'elles sont bien construites, contribuent à élever rapidement la température des appartements dans lesquels elles sont disposées.

Les *calorifères* sont des moyens de chauffage employés seulement dans les grands hôtels ou dans de vastes établissements. Ils ont de sérieux inconvénients, c'est de donner lieu à une élévation de température tellement considérable, qu'elle occasionne des maux de tête, des étourdissements, et parfois même des coups de sang.

Les principaux combustibles sont le bois, le charbon et la houille.

L'usage des réchauds de charbon ou de braise, allumés dans le but d'échauffer des appartements qui n'ont pas de cheminée, est dangereux partout où il n'y a pas de courant d'air suffisant pour balayer les émanations délétères de la combustion de ces substances. Que de fois n'avons-nous pas été appelé, pendant les froids rigoureux de l'hiver, pour remédier à des asphyxies déterminées par cette cause !

En été, quand la chaleur du jour est accablante, on tiendra fermées et les fenêtres et les contrevents ou persiennes, pourvu que la maison ne soit pas humide; et l'on se contentera d'ouvrir vers le soir. Il faut bien se garder de coucher avec des fenêtres ouvertes ou même entr'ouvertes, car on est susceptible alors de gagner des rhumes, des maux de gorge, des rhumatismes, etc. Cette habitude est enracinée dans la classe bourgeoise.

Nous avons dit quels moyens sont à employer pour avoir dans les habitations un air pur et suffisamment renouvelé; mais il est quelques circonstances qui peuvent vicier l'air des habitations.

Si une famille est très-nombreuse, et que dans un espace très-restreint (une seule chambrette) logent le père, la mère et cinq ou six enfants, il faut ouvrir la porte et la fenêtre de temps en temps, suivant la saison, et ventiler la chambre occupée par tous ces malheureux.

Lorsque la fumée du foyer, la vapeur du charbon ou de la braise contenue dans des chaufferettes, diverses émanations provenant de matières animales, de fleurs ou de fruits, viennent encore altérer la pureté de l'air, il faut y obvier en écartant, en éloignant ou en faisant cesser le plus promptement possible ces causes de viciation.

Dans certaines habitations, les soins de propreté même les plus indispensables font souvent défaut; c'est ainsi que les enfants sont malpropres, recouverts de haillons, ou de vêtements et même de linge infects. Il faut au plus tôt aérer, ventiler les appartements ou les chambres desquels s'exhale une si repoussante odeur, et s'empresser par tous les moyens possibles de faire cesser ces causes d'insalubrité.

Si, ne se contentant pas d'une famille nombreuse qui vicie déjà l'air d'une chambre trop étroite, quelques individus renferment encore dans cette même chambre des lapins, des cochons d'Inde, des poules, des chiens, des chats, une chèvre, etc., il est évident qu'il y a là une nouvelle cause flagrante d'insalubrité, qu'il importe de faire disparaître en éloignant ces animaux, qui pour la plupart répandent une odeur repoussante, et qui tous prennent une bonne part de l'air respirable confiné dans la chambre. Est-il besoin d'ajouter que les chiens et les chats, dévorés de puces, les transmettent aux enfants et aux grandes personnes, et ajoutent à la privation d'air respirable la privation de sommeil ?

Il faut, dans tous les cas et dans toutes les circonstances, qu'une propreté rigoureuse préside aux soins du ménage; il faudra donc balayer et nettoyer la maison avec attention, enlever la poussière non-seulement de dessus les meubles, mais encore par-dessous, aller chercher dans les coins et dans les recoins tout ce qui peut être une cause d'insalubrité, afin de s'en délivrer. On procèdera à quelques arrosages en été, non pas trop fréquemment répétés, mais cependant renouvelés assez souvent pour donner un peu de fraîcheur, si toutefois l'habitation n'est pas humide. On ne laissera jamais séjourner, pour quelque raison que ce soit, la moindre quantité d'ordures dans la chambre.

Pendant les longues soirées d'hiver, l'absence prolongée de la lumière solaire jette l'homme dans une obscurité qu'il s'est toujours attaché à combattre.

Dans les temps très-reculés, on s'éclairait à la lueur du foyer domestique; mais à mesure que la civilisation fit des progrès, on s'ingénia à perfectionner les moyens d'éclairage artificiel. De nos jours, l'éclairage se fait soit au moyen de suif (chandelles, lampions); soit au moyen de la cire (bougies); soit au moyen de l'huile (lampes, veilleuses); soit au moyen de gaz provenant de la distillation de la houille. Nous ne parlons pas des résines avec lesquelles on fait des torches, dont on se sert comme éclairage dans les incendies.

Les habitations ne doivent pas être seulement salubres à l'intérieur, il faut encore qu'elles le soient à l'extérieur; ainsi les cours des habitations privées ne doivent être ni trop étroites, ni trop encaissées; il faut qu'elles donnent un libre accès à l'air et à la lumière. Pour ce qui est des campagnes, il serait à souhaiter que les cours qui se trouvent autour de chaque maison ou de chaque ferme fussent pavées de manière à permettre l'écoulement prompt et facile des eaux pluviales et ménagères. Il n'en est rien. L'omission de ces précautions entretient autour de chaque habitation une couche de boue effroyable, des flaques d'eau croupissante, corrompue, exhalant une odeur des plus infectes. Il y a plus, c'est que dans certaines grandes fermes on croirait avoir une perte réelle à enregistrer si l'on faisait paver les cours; car dans ces cours, constamment impraticables pour le piéton non chaussé d'énormes sabots, on étale de la paille, et cette paille, se mêlant et par le piétinement des animaux et par celui des gens de la ferme avec la boue, forme une sorte de fumier qu'on utilise.

Les escaliers, dont un des principaux usages est de contenir une vaste colonne d'air se renouvelant facilement, doivent être spacieux, bien éclairés, bien construits.

Les écuries, les toits à porcs, les cabanes à lapins, les poulaillers sont placés trop près des habitations; ils y sont même souvent attenants : aussi donnent-ils lieu à des émanations extrêmement insalubres.

Les écuries doivent être construites dans les mêmes conditions de salubrité que les habitations : il faut compter aussi que la capacité atmosphérique pour le cheval, le bœuf, le mulet, l'âne, etc., doit être beaucoup plus grande que celle qui est nécessaire à l'homme. Des ouvertures suffisantes pour l'accès de la lumière et de la ventilation, un sol disposé pour l'écoulement des liquides, et pavé de manière à en arrêter l'infiltration, sont de rigueur. Que les cultivateurs sachent bien que les vétérinaires les plus distingués attribuent le développement de la morve chez les chevaux à leurs séjour dans des écuries trop étroites, humides, où l'air a peu d'accès.

On ne saurait trop s'élever encore contre une détestable habitude, très-enracinée dans les grandes exploitations, qui consiste à faire coucher des jeunes garçons dans les écuries. N'est-ce pas les mettre constamment en contact avec un air vicié, et les exposer à des troubles sérieux du côté des voies respiratoires? Le temps n'est pas encore loin de nous, où l'on se figurait qu'on pouvait guérir les poitrinaires en les assujettissant à séjourner nuit et jour, pendant plusieurs mois, dans les étables où étaient enfermées des vaches!...

Nous ne parlerons plus des fumiers qui s'étalent devant

les habitations rurales, nous en avons dit assez sur ce sujet; et un voyage que nous avons fait récemment dans le Midi nous a convaincu que les fumiers étaient, de même que dans notre pays, placés près des habitations. Cette coutume est, du reste, générale en France, d'après les indications que nous avons recueillies.

CAUSERIE IVe

DE L'ALIMENTATION

Nécessité de l'alimentation. — Du pain. — Pain de ménage, pain de seigle, pain d'orge, pain de maïs, pain de gruau. — Des pâtisseries. — De la viande. — Viande de boucherie: mouton, bœuf, agneau, veau et porc. — Du pot-au-feu. — Différentes manières de le faire. — Rôtis. — Ragoûts. — Volailles. — Gibier. — Des poissons. — Des mollusques. — Des crustacés. — Du lait et de ses différentes espèces. — Petit-lait, beurre, fromages. — Des œufs. — Des végétaux. — Légumes. — Fruits. — Condiments. — Des boissons. — De l'eau, du vin, de la bière, du cidre, du poiré, de l'eau-de-vie, des liqueurs, du thé, du café. — Du régime. — Il faut s'habituer à manger de tout. — Excellence du régime mixte. — Du nombre des repas. — Le régime doit différer suivant les saisons, les constitutions, le sexe, l'âge, etc.

Le corps de l'homme, subissant des pertes continuelles, doit être soumis à un régime qui le mette à même de réparer ses forces épuisées soit par le travail, soit par toute autre cause. L'alimentation atteint ce but; elle sert à l'entretien et au développement de l'homme.

Nous ne ferons pas, dans ce petit livre élémentaire, l'exposé de tous les mets recherchés qu'on a l'habitude de consigner dans les volumineux traités d'hygiène; nous tenons seulement à donner quelques aperçus sur la nourriture que l'on doit préférer; et, par conséquent, nous mentionnerons celle qu'il faut éviter.

Du pain. — Le *pain* est le principal aliment; il doit être de bonne qualité, nourrissant et facile à digérer, c'est-à-dire qu'il doit être fait avec des farines non gâtées ou non avariées, non mélangées, non fraudées; qu'il doit être bien boulangé, bien levé et bien cuit; qu'il ne doit être mangé ni trop frais, ni trop sec. Le pain chaud peut occasionner une indigestion mortelle; le pain moisi peut donner lieu à des symptômes d'empoisonnement.

Il y a différentes espèces de pain.

Le meilleur est celui qu'on mange dans les campagnes, et qui est connu sous le nom de *pain de ménage;* il est fait avec de la farine de froment non trop complétement blutée, et qui contient encore *des particules de son très-fines.*

Le *pain de seigle* est laxatif; nous l'employons souvent et avec succès dans des cas de constipation assez rebelle, assez opiniâtre.

Le *pain d'orge* est grossier et ne se trouve que chez les malheureux.

Le *pain de maïs* a des inconvénients; il peut occasionner des troubles dans les voies digestives, et déterminer, dit-on, la pellagre, maladie de la peau qui est toujours accompagnée d'accidents mortels.

Le *pain de gruau* est fait avec de la farine d'avoine; il convient parfaitement à certains estomacs.

Des pâtisseries. — En général, les pâtisseries sont constituées par une association plus ou moins intime et plus ou moins complète de beurre, de farine de froment et d'œufs, triturés, malaxés ensemble et cuits à des degrés différents. Quel que soit le genre de pâtisserie qui figure sur nos tables, on peut affirmer que toutes ces préparations culinaires sont lourdes, indigestes et fatigantes pour l'estomac même le plus robuste. Et cependant combien de personnes riches et souvent très-délicates ne vivent que de gâteaux! Demandez-leur comment se fait leur digestion.

A la campagne, on mange peu de pâtisseries, dans nos contrées du moins: on fait cependant quelquefois, lorsqu'on boulange, des espèces de galettes appelées *fouées* ou *fouaces,* qui sont fort indigestes. Nous avons vu plusieurs fois des femmes qui, ayant mangé de cette pâtisserie chaude, ont failli mourir d'indigestion.

De la viande. — On distingue plusieurs espèces de viande : 1° la viande de boucherie ; 2° les volailles ; 3° le gibier.

1° *De la viande de boucherie.* — On compte cinq espèces de viande de boucherie, qui, par ordre de digestibilité, sont : le *mouton*, le *bœuf*, l'*agneau*, le *veau*, le *porc*. Cette digestibilité est encore accrue suivant le mode de préparation ou de cuisson de ces viandes ; c'est ainsi que les viandes grillées et rôties se digèrent en général très-facilement ; les hachis de viande ne sont pas d'une digestion facile ; les viandes bouillies le sont encore moins. Nous devons ici parler du *pot-au-feu*.

La viande de bœuf est celle qui convient le mieux pour le pot-au-feu : on y ajoute un peu de veau ou de mouton, du sel et quelques légumes, tels que carottes, navets, poireaux et oignons brûlés.

Le bouillon qui résulte de la cuisson de cette viande et de ces légumes, lorsqu'il est bien fait, constitue un aliment agréable et réparateur. Le vrai bouillon s'obtient en plaçant la viande dans un vase contenant de l'eau froide, et en conduisant par degrés ce liquide jusqu'à l'ébullition ; de cette manière il se charge successivement de tous les principes solubles de la viande. Lorsqu'on veut un bouillon moins réparateur et un bouilli plus succulent, on plonge la viande dans de l'eau bouillante ; elle est alors saisie, et elle conserve dans l'intérieur la presque totalité de ses sucs propres. Les Anglais font ainsi leur pot-au-feu.

La viande qui a servi à faire le pot-au-feu se digère facilement.

Les bouillons de veau, de poulet, de grenouilles, sont plus fades, moins délicats et beaucoup moins excitants que le bouillon de bœuf.

Dans nos campagnes, on fait rarement la soupe avec de la viande de boucherie ; on préfère de beaucoup la soupe au lard, qu'on fait en mettant dans la marmite un morceau de lard salé avec addition de choux et de carottes. Il faut convenir que le bouillon qui en résulte est un aliment bien moins bon et bien moins nourrissant que celui qu'on obtient avec de la viande de bœuf : il ne peut être supporté que par des estomacs très-robustes. Il en est de même du lard bouilli, dont toutes les constitutions ne s'accommodent pas. Les hommes forts et vigoureux n'en souffrent peut-être pas; mais ceux qui sont délicats ne s'en trouvent pas bien.

Les ragoûts ne sont pas supportés par tout le monde, parce que la graisse ou le beurre qu'on est obligé d'ajouter à la viande, imprègne la fibre musculaire et la rend indigeste. Les viandes salées se digèrent très-lentement, et par cela même satisfont l'appétit pour longtemps.

On a établi depuis quelques mois, à Paris et dans certaines villes de province, des boucheries où l'on débite de la viande de *cheval*.

2° *Des volailles.* — Par ordre de digestibilité, il faut les ranger ainsi : 1° *poulets;* 2° *pintades;* 3° *dindons;* 4° *canards;* 5° *oies.* Ces animaux sont d'autant plus facilement digérés qu'ils sont plus jeunes. Lorsqu'ils sont vieux, les fibres musculaires se durcissent et se condensent. Le canard et l'oie ne se digèrent pas aussi facilement que le poulet, la pintade et le dindon, parce qu'ils renferment une plus grande quantité de graisse, et que leurs fibres sont plus denses.

3° *Du gibier.* — Les diverses espèces de gibier, telles que la *caille*, la *perdrix*, le *faisan*, le *lapin de garenne*, le *lièvre*, la *bécasse*, le *chevreuil*, etc., sont des aliments qui conviennent en général aux bons estomacs. Le gibier, étant presque toujours fort cher, ne peut guère se trouver que sur les tables de la classe aisée. Les cultivateurs ne se nourrissent jamais, même exceptionnellement, de ce genre d'aliments ; et cependant ils sont chasseurs : ils préfèrent de beaucoup vendre au marché le produit de leur chasse, afin d'en tirer quelques pièces d'argent.

Des poissons. — La chair des principaux poissons (*brochet*, *truite*, *carpe*, *plie*. *barbeau*, *anguille*, *lamproie*, *sole*, *limande*, *merlan*, *morue*, *maquereau*, *saumon*, *turbot*, etc.) est regardée comme moins nourrissante que celle des autres animaux que nous venons de passer en revue. De plus, à l'exception du brochet, de la carpe, de la sole, de la plie et du merlan, ces poissons sont tous plus ou moins indigestes, parce qu'ils renferment une quantité souvent très-notable d'huile.

Des mollusques. — Les *huîtres* sont faciles à digérer, à la condition qu'on n'en mangera pas trop. Les *moules*, pouvant causer des empoisonnements, devraient être bannies de toutes les tables.

Des crustacés. — Les *langoustes*, les *homards*, les *crabes*, les *crevettes*, les *écrevisses* sont toujours indigestes et ne conviennent qu'à des estomacs très-robustes.

Du lait. — De quelle importance n'est pas cet aliment! Le *lait* est la nourriture dont les enfants s'accommodent le mieux. Il réussit bien du reste à beaucoup de personnes; cependant il est parfois laxatif. Cet aliment est trop souvent falsifié par les paysannes, et il est extrêmement rare de pouvoir se le procurer pur.

Le lait est fourni par les femelles des mammifères. Il est bon de dire ici quelques mots du lait de vache, du lait d'ânesse, du lait de chèvre et du lait de jument.

Le lait de vache est celui qui est employé journellement pour nos besoins. Le lait d'ânesse, étant très-riche en sucre, s'administre avec avantage dans certaines affections de poitrine. Le lait de chèvre, contenant beaucoup d'albumine, convient aux personnes dont l'estomac ou dont les intestins sont malades. Le lait de jument a une grande analogie avec le lait de vache.

Le *petit-lait* est très-rafraîchissant, et employé avec avantage dans le traitement de quelques maladies.

Le *beurre* provient du lait, et sert à la préparation d'un très-grand nombre d'aliments.

Les *fromages* se digèrent en général assez difficilement et ne peuvent convenir à tous les estomacs : ce que nous disons s'applique principalement aux fromages de *Brie*, de *Marolles*, de *Gruyères*, de *Hollande*, de *Chester* et surtout de *Roquefort*.

Des œufs. — C'est une nourriture extrêmement saine, réparatrice et digestive, que les œufs frais à la coque à peine cuits ou crus. Les œufs durs sont d'une digestion très-difficile ; ils constituent fort souvent le déjeuner des ouvriers des villes et des campagnes. Le seul avantage qu'on puisse reconnaître aux œufs durs, c'est d'apaiser la faim pour longtemps. Les œufs frais, les œufs pochés, les œufs brouillés, les omelettes, etc., sont d'une digestion variable, suivant les dispositions de l'estomac des personnes qui les ingèrent.

Des substances végétales. — Les divers légumes que nous allons successivement et très-brièvement passer en revue ont, en thèse générale, un pouvoir nutritif très-faible et sont d'une digestibilité assez facile.

Les *choux*, quelle qu'en soit l'espèce (*choux verts, choux pommés, choux de Bruxelles, choux-fleurs*), sont très-peu nourrissants et ne conviennent pas à toutes les constitutions, parce qu'ils donnent souvent lieu à un grand développement de gaz.

Les *carottes jeunes et tendres* se digèrent facilement et sont recommandées dans beaucoup de maladies.

Les *navets* et les *panais* sont durs et coriaces.

Les *artichauts* se mangent crus ou cuits. Crus, ils fatiguent les organes de la digestion ; cuits, ils sont nourrissants et assez estimés.

Les *asperges*, dont on a vanté les bons effets dans une foule d'affections, font généralement plus de mal que de bien, quoiqu'elles se digèrent sans peine.

Les *épinards* et la *chicorée* sont des aliments très-facilements digestibles, et qui s'associent merveilleusement aux viandes.

L'*oseille*, à cause de l'oxalate de chaux qu'elle contient, doit être repoussée par les personnes prédisposées à la goutte, à la gravelle, etc.

Le *céleri* et le *cardon*, préparés au jus, fournissent des mets assez agréables, et contre lesquels l'estomac ne se révolte pas. Il n'en est pas de même du céleri cru, qui est un fort mauvais aliment.

Les *haricots verts* et les *pois verts* sont assez nourrissants et de bonne digestion.

Les *haricots secs* et les *pois secs* sont moins nourrissants, et fatiguent les organes digestifs.

La *pomme de terre* est un des aliments les plus précieux que l'homme ait à sa disposition ; elle est nourrissante, et de nature, lorsqu'elle est associée aux viandes, à modérer leurs propriétés stimulantes.

Les *champignons*, dont tous les gourmets se montrent si friands, sont, en effet, très-savoureux, nourrissants, mais très-indigestes. Ce n'est pas là leur seul inconvénient : ils donnent souvent lieu à de terribles empoisonnements, parce qu'à côté des champignons comestibles, il y a une foule de champignons vénéneux. On devrait tolérer seulement la vente des *champignons de couche*, qui sont toujours inoffensifs.

Les *salades*, qu'elles soient composées de *laitue*, de *chicorée*, de *mâche*, de *céleri*, de *cresson*, de *betterave*, de *concombre*, etc., n'en constituent pas moins un aliment peu nourrissant dont certains estomacs peuvent s'accommoder, mais que beaucoup d'autres refusent. Les salades ont besoin d'être assaisonnées : cet assaisonnement se compose d'huile, de vinaigre, d'ail, de poivre, de sel et de moutarde.

Dans la classe ouvrière, on fait abus de la salade de concombre, et nous nous sommes souvent élevé contre cette détestable habitude, parce que nous avons été à même d'en observer les funestes effets.

Des fruits. — Les fruits qui sont servis sur nos tables doivent être arrivés à une maturité complète ; sinon ils peuvent donner lieu à des accidents.

Les *fraises* et les *framboises* se digèrent assez bien ; mais, étant acides, elles doivent être interdites dans le cours de certaines maladies. Il en est de même des *cerises* et des *groseilles*, qui sont si recherchées des enfants.

Les *raisins* bien mûrs sont très-agréables, très-rafraîchissants et très-prônés dans un certain nombre de maladies.

Les *poires*, dont la chair est molle, savoureuse, douceâtre, constituent un aliment assez digestible. Les *pommes* se digèrent avec plus de difficulté. On fait avec les poires et les pommes des compotes dans lesquelles entre une certaine quantité de sucre qui les rend plus digestibles.

Les *prunes*, les *abricots* et les *pêches* se digèrent assez aisément.

Les *melons* de très-excellente qualité et ayant atteint leur complète maturité, réunissent toutes les conditions de digestibilité; mais il n'en est pas de même de ces avortons verts vendus à la classe ouvrière, et qui peuvent causer des indigestions mortelles.

Les *amandes*, les *noix*, les *noisettes*, soit vertes, soit à l'état sec, fatiguent la digestion, l'entravent même quelquefois.

Les *châtaignes* cuites fournissent un aliment excellent, et d'une très-grande ressource dans certaines contrées de la France.

Des condiments. — Ils sont de diverses sortes; nous ne pouvons relater ici que les principaux.

Le *sucre* est un condiment très-précieux, si l'on en use avec modération. Il ne faut pas se fier à ce dicton populaire : *Le sucre ne fait de mal qu'à la bourse;* car on pourrait avoir de cruels mécomptes. L'abus du sucre occasionne des maux d'estomac, de mauvaises digestions, etc.

La *mélasse* et le *miel* se digèrent beaucoup moins facilement que le sucre, et sont susceptibles de fatiguer l'estomac.

Le *sel* est un condiment dont l'homme ne saurait se passer, et sans lequel la digestion ne saurait s'effectuer. Cela est si vrai, que dans les mémorables campagnes du premier empire, lorsque les soldats étaient privés de leur petite ration de sel, ils tombaient languissants, et qu'on était contraint de leur faire mettre dans leurs aliments une certaine quantité de poudre, parce que la poudre contient du salpêtre ou sel de nitre. Pris en trop grande quantité, le sel stimule l'estomac et irrite les voies digestives; dans le cas contraire, il rend la digestion paresseuse.

Le *vinaigre* est un irritant spécial qui ne peut et ne doit jamais être employé seul. Quelques jeunes filles ont la pernicieuse habitude de boire du vinaigre pur, dans l'intention de se faire maigrir. Elles réussissent quelquefois; mais elles achètent ce résultat bien cher, au détriment de leur santé, et très-souvent de leur vie. Mêlé à certains aliments, le vinaigre est utile, comme susceptible d'en faciliter la digestion.

Le *poivre*, et à plus forte raison le *piment*, occasionne des troubles sérieux dans l'organisme quand on vient à en abuser.

La *moutarde* a de graves inconvénients : et nous devons ici mettre en garde contre les charlatans qui préconisent la graine de moutarde blanche comme un excellent dépuratif et comme un remède à tous les maux.

L'*ail*, l'*oignon*, la *ciboule*, etc., ne donnent pas seulement une mauvaise haleine à ceux qui en font usage, ils peuvent encore produire des accidents si l'on ne se montre pas prudent dans leur emploi.

L'*huile*, le *beurre*, la *graisse*, sont de très-précieux condiments dont l'art culinaire ne saurait se passer.

Des boissons. — De l'eau. — Si ce liquide n'était pas éminemment utile, Dieu n'en aurait pas mis une si immense quantité sur la terre. L'eau simple, à une température ordinaire, est une excellente boisson, beaucoup trop dédaignée de nos jours; elle ne peut jamais faire de mal, tandis qu'on n'en saurait dire autant des boissons alcooliques. Il faut se garder d'ingérer de l'eau très-froide lorsque le corps est en sueur; on s'exposerait alors à des accidents plus ou moins graves, tels que le choléra, la dyssenterie, la diarrhée, la pleurésie, le rhumatisme, les maux de gorge, etc.

Du vin. — Le vin est le produit de la fermentation du jus du raisin. Il y a de très-nombreuses espèces de vins dont nous ne devons pas nous occuper ici; mais ce que nous devons signaler, ce sont les abus qu'on fait du vin et les conséquences qui en découlent. Le vin ne convient guère qu'aux hommes adultes et aux vieillards. Les enfants et les femmes pourraient à la rigueur s'en passer. On ne devrait jamais boire de vin pur, et l'on ferait bien de l'associer toujours à une certaine quantité d'eau (un tiers de vin pour deux tiers d'eau).

Les accidents nombreux causés par l'abus du vin sont la dégradation physique et morale de celui qui s'adonne à l'ivrognerie, l'excitation cérébrale, qui peut dégénérer en folie; les maladies du cœur, les affections de l'estomac, et souvent enfin une mort tragique.

La tempérance doit toujours présider aux repas de tous les hommes, quelle que soit la classe de la société à laquelle ils appartiennent.

De la bière. — C'est une excellente boisson, dont on fait un grand usage, et même un prodigieux abus, dans le nord et dans l'est de la France.

Du cidre et du poiré. — Dans les pays où l'on récolte beaucoup de pommes et de poires, et où le raisin ne peut mûrir, en Bretagne et en Normandie surtout, on confectionne du cidre et du poiré. Ces boissons sont saines, pourvu qu'on n'en abuse pas et qu'on les mélange d'une certaine quantité d'eau. Prises en trop grande abondance, elles finiraient par enivrer comme le vin.

De l'eau-de-vie. — Il y a des eaux-de-vie qui s'obtiennent par la distillation du vin, par la fermentation et la distillation du blé, de l'orge, du seigle; on fait aussi de l'eau-de-vie de pommes de terre, de betteraves, etc. Quelle que soit la provenance de l'eau-de-vie, c'est une liqueur pernicieuse pour celui qui s'y adonne. Les maladies les plus graves ne tardent pas à se déclarer à la suite de son ingestion pendant longtemps prolongée, et la mort est alors inévitable, car ces affections sont toujours au-dessus des ressources de la médecine.

Ce que nous disons de l'eau-de-vie est applicable à toutes les autres liqueurs telles que *absinthe, curaçao, marasquin, rhum, anisette, kirschwasser,* etc.

Le *thé* et le *café* pris en minime quantité sont d'assez puissants digestifs, dont on peut en certaines circonstances tirer un bon parti.

Nous venons de passer en revue les principaux aliments dont l'homme puisse faire usage. Que ceux auxquels nous nous adressons aient soin de ne jamais oublier : *qu'il faut manger pour vivre, et non pas vivre pour manger;* et qu'ils gravent profondément dans leur mémoire que l'intempérance est toujours cause de nombreux accidents, d'altérations considérables dans la santé, l'occasion même de morts subites. Que de malheureux sont atteints de la goutte, de maladies d'entrailles, d'hydropisies, d'affections de foie, d'apoplexies, etc., pour avoir fait *un dieu de leur ventre!* Heureux, mille fois heureux, s'ils en étaient seulement quittes pour des indigestions!...

Du régime. — Le meilleur régime, celui que nous conseillons, c'est de s'habituer à *manger de tout.* En général, et autant que faire se peut, l'alimentation doit être variée, *mixte,* c'est-à-dire composée de viande et de végétaux; il faut proscrire de sa table les aliments indigestes, de quelque nature et de quelque délicatesse qu'ils soient.

Le régime des gens riches ne sera jamais celui des ouvriers. Il y aura toujours entre les diverses classes de la société d'immenses différences, et dans le nombre des repas et dans le choix des mets.

Les personnes riches ou aisées font habituellement trois repas. Le matin, vers huit heures, elles prennent soit une tasse de chocolat, soit une tasse de café ou de thé au lait, soit enfin un potage. Elles déjeunent à onze heures, et dînent à six heures.

Les ouvriers de la ville et ceux de la campagne font au moins quatre repas. Le matin ils prennent un peu de pain avec un verre de vin; c'est ce qu'ils appellent *casser une croûte.* A neuf heures ils déjeunent, à deux heures ils dînent, et à sept heures ils soupent.

Est-il besoin de dire que les femmes doivent manger moins que les hommes; que les vieillards ont besoin d'une nourriture douce et peu excitante; que les personnes faibles et chétives doivent avoir des mets choisis, délicats et faciles à digérer? Faut-il ajouter que pendant les chaleurs accablantes de l'été on mangera moins que durant le froid rigoureux de l'hiver, et que la nourriture ne sera pas du tout la même. En été, on conseillera l'usage des aliments maigres, tels que légumes frais, œufs, fruits bien mûrs, etc. En hiver, au contraire, où l'on aura besoin de plus de chaleur, on mangera davantage et l'on aura recours à une nourriture animalisée, à des boissons un peu stimulantes, etc.

En résumé, une alimentation bien réglée, bien variée, *mixte, pas trop abondante,* peut suppléer au défaut de beaucoup d'autres conditions hygiéniques, corriger même la mauvaise proportion ou le vice des éléments de l'organisme. Après l'air, c'est l'instrument le plus puissant pour modifier l'homme physique et moral. Suivant qu'elle est bien ou mal dirigée, elle conserve ou tue, elle prévient ou prépare les maladies ou les infirmités.

CAUSERIE V[e]

DES SOINS DE PROPRETÉ

Combien de personnes sont étrangères aux soins de propreté. — De la propreté dans certaines professions. — Des sens. — Du toucher. — De l'ouïe. — Du goût. — Des soins de la bouche. — Des dentifrices. — Du tabac à fumer. — Ses avantages et ses inconvénients. — Du tabac à chiquer. — De l'odorat. — Du tabac à priser. — Impôt considérable que l'usage habituel du tabac inflige à ses consommateurs. — De la vue. — Des soins à donner à la chevelure. — Pommades pour faire pousser les cheveux. — Se méfier des charlatans. — Anecdotes. — Soins à donner à la barbe. — De l'usage du savon. — Soins des ongles. — Comment on doit les couper. — Des bains. — Bains froids, bains chauds, bains de mer. — Eaux minérales.

C'est rarement sans besoin qu'on insiste sur les soins de propreté; car dans quelques classes de la société on rencontre des hommes, des femmes et des enfants qui y sont complétement étrangers.

Les personnes riches sont habituellement dans des conditions excellentes pour se conformer à toutes les exigences de l'hygiène sur cet important sujet; mais il n'en est pas de même de la classe ouvrière, et nous constatons dans les villes et dans les campagnes les infractions les plus graves à cette règle, infractions qui ont parfois des conséquences désastreuses pour la santé.

Les ouvriers des villes, tels que les forgerons, les serruriers, les fondeurs, les charrons, les chapeliers, les peintres, les plâtriers, etc., n'ont-ils pas constamment la surface du corps souillée, et par la transpiration, et par des poussières diversement colorées qui s'attachent à la peau et y adhèrent d'une manière assez intime? Doivent-ils donc négliger les soins de propreté?

Les hommes de la campagne qui sont contraints de venir à la ville pour vendre des denrées, beurre, œufs, fruits, grains, etc., endossent des vêtements assez propres, parce qu'ils sont convaincus qu'on priserait médiocrement leur marchandise s'ils se présentaient avec des habits sales et déchirés.

Les femmes de la campagne, qui habitent aux alentours des villes, viennent tous les matins apporter dans ces mêmes villes le lait, les fruits de la saison, des fleurs, etc.; elles ont bien soin de se vêtir proprement, parce que personne ne voudrait accepter le lait qu'elles vendent, si leur toilette ne respirait la propreté. Mais de ce que les vêtements sont passablement propres, s'ensuit-il que le corps qu'ils recouvrent soit suffisamment soigné sous ce rapport? Nous pouvons, sans crainte d'être taxé d'exagération, dire que souvent l'extérieur seul est convenable, et que le corps a été complétement négligé. Et cependant, qui, plus que l'habitant des campagnes, a besoin de soins de propreté? qui, plus que lui, voit sa peau presque constamment humectée, inondée de sueur? qui, plus que lui, a besoin alors de la débarrasser des odeurs repoussantes dont elle est imprégnée, et de la couche épaisse de crasse dont elle est recouverte?

Disons donc quelques mots des soins de propreté indispensables pour se bien porter.

L'homme est doué de plusieurs sens qui le mettent en rapport avec les objets extérieurs : ces sens, au nombre de cinq, sont le toucher, l'ouïe, le goût, l'odorat et la vue. Un mot sur chacun d'eux.

Le toucher est exercé chez l'homme par toute la surface de la peau. Ce sens, à l'aide duquel nous apprécions les qualités les plus générales des corps environnants, telles que leur température, leur forme, leur solidité, leur fluidité, etc., est bien plus exact, bien plus délié à l'extrémité des doigts que dans toutes les autres parties du corps. Chez les aveugles, le sens du toucher acquiert une extrême délicatesse. La peau a besoin d'être soumise à des soins de propreté particuliers que nous ferons connaître dans un instant.

Tous les matins, les hommes, les femmes et les enfants se laveront le visage avec de l'eau froide en été, et avec de l'eau tiède en hiver; ils nettoieront avec soin leurs yeux et leurs oreilles, et enlèveront du conduit auditif le *cérumen,* cette matière jaunâtre qui pourrait s'y accumuler et occasionner alors une surdité passagère et accidentelle.

Le sens de l'ouïe, en effet, perçoit les sons et nous met en communication avec nos semblables. La privation du sens de l'ouïe, la surdité, est une des plus pénibles infirmités qui puissent fondre sur l'homme : aussi doit-il éviter toutes les causes qui seraient de nature à la faire naître.

On doit également ne pas négliger les soins de propreté de la bouche, c'est-à-dire se laver tous les matins la bouche et les dents avec de l'eau froide ou tiède, selon la saison, et avec une brosse molle. Méfiez-vous de tous les prétendus dentifrices (poudres, opiats, etc.), recommandés par les charlatans, car *tous* font du mal. En se lavant comme nous l'indiquons, on empêche le tartre de se déposer sur les dents, de les recouvrir et de les déchausser par la suite. Combien peu de personnes savent soigner leur bouche! Et cependant beaucoup d'entre elles ont des dents magnifiques, qu'elles conserveraient indéfiniment si elles savaient mieux s'y prendre.

Le sens du goût a son siége dans la bouche. Ne connaissons-nous pas tous l'utilité de ce sens à l'aide duquel nous apprécions les bonnes ou les mauvaises qualités des substances destinées à notre alimentation? Les saveurs trop énergiques finissent par émousser le goût et par lui retirer l'appréciation des saveurs fines et délicates; heureux encore quand ce sens si précieux n'est pas complétement anéanti.

Le goût existe dès la naissance; il s'affaiblit dans la vieillesse. Les femmes ont en général ce sens plus délicat que celui de l'homme, ce qui, sans contredit, doit être attribué à ce qu'elles font un usage très-peu fréquent de substances excitantes ou stimulantes capables de l'amoindrir.

Il y a certaines maladies dans lesquelles le goût est complétement dépravé, et où l'on trouve agréables les substances les plus détestables et les plus repoussantes.

Disons ici quelques mots du tabac à fumer et du tabac à chiquer.

Depuis un certain nombre d'années, l'usage du tabac à fumer s'est répandu dans toutes les classes de la société, et l'on rencontre actuellement l'homme riche et le plus pauvre ouvrier fumant, l'un un excellent cigarre, l'autre d'assez mauvais tabac dans une très-mauvaise pipe. Les campagnards seuls ont peut-être résisté à l'entraînement général, dans nos contrées du centre de la France du moins. Ils s'en dédommagent en fumant, le dimanche au cabaret, un cigarre de cinq centimes. Il serait possible que cette privation volontaire du tabac dans nos campagnes tînt aux habitudes parcimonieuses des cultivateurs, qui savent parfaitement calculer que vingt centimes de tabac à fumer par jour font six francs par mois, et soixante-douze francs par an... Bien des ouvriers devraient avoir ces chiffres constamment présents devant les yeux.

On ne saurait se dissimuler que l'usage du tabac à fumer, qu'il soit consommé dans une pipe, en cigarres ou en cigarettes, peut être avantageux dans la mauvaise saison, durant le froid humide, dans certaines contrées où l'air est épais et chargé de miasmes. C'est pour cela que les marins fument beaucoup, et que les habitants du Nord se trouvent également bien de cette habitude.

On devrait empêcher les adolescents de fumer. Ils dérobent quelques sous à leurs parents pour se procurer du tabac et une pipe, et ils contractent ainsi, fort jeunes, une habitude dont ils ne pourront peut-être pas se défaire plus tard, et qui leur sera fort onéreuse.

L'usage immodéré du tabac à fumer peut produire des congestions cérébrales, des palpitations de cœur, etc. Nous avons vu mourir plusieurs personnes pour avoir fait un abus réel du tabac sous cette forme.

Les fumeurs doivent prendre garde de mettre le feu ; cette recommandation, expresse pour toutes les classes de fumeurs, s'adresse principalement aux palefreniers et aux habitants des campagnes, qui se trouvent sans cesse au milieu de matières facilement inflammables, paille, foin, gerbes, etc.

Les fumeurs ont en général une haleine désagréable, que rien ne peut corriger. Leurs habits, imprégnés de la fumée de tabac, répandent aussi une odeur des plus repoussantes. Il faut de grands soins de propreté, se laver avec soin la bouche, mâcher du persil.

L'habitude de chiquer est à peu près nulle dans nos contrées : on ne la rencontre guère que chez de vieux marins. Les résultats qu'elle détermine consistent d'abord dans une excitation des glandes salivaires ; puis la bouche se sèche, le goût se détériore ; enfin il peut arriver à la longue de légers symptômes de narcotisme auxquels on s'habitue et dont on ne peut se passer. Nous avons connu un vieil officier retraité qui ne pouvait s'endormir sans avoir une chique dans la bouche.

Le tabac à fumer et le tabac à chiquer, que les amateurs recherchent avec tant de plaisir lorsqu'ils sont en bonne santé, est tout de suite délaissé ou même repoussé par eux dès qu'ils sont malades. Reviennent-ils à la santé, ils redemandent avec instance soit leur pipe, soit leur chique.

L'odorat est un sens très-utile pour la conservation de la santé, parce qu'il nous avertit des changements qui peuvent être survenus dans les mets que nous allons ingérer. Une viande avariée, gâtée, faisandée, a une odeur qui nous porte à la repousser.

L'odorat nous procure aussi une foule de jouissances. Les parfums si variés qui s'exhalent des fleurs ne trouvent personne indifférent.

Ceux qui font usage du tabac à priser éprouvent tous un vrai bonheur à bourrer leur nez de cette poudre si recherchée de quelques amateurs.

On conseille le tabac à priser dans quelques circonstances

spéciales, pour combattre des maux de tête continuels, certains spasmes, certaines névralgies, etc.

Les gens très-sanguins, sujets aux étourdissements, feront bien de ne jamais recourir à l'usage du tabac à priser.

S'il y avait habitude très-ancienne, très-invétérée de priser, il ne faudrait pas la supprimer brusquement.

Bien des priseurs consomment pour trente centimes de tabac par jour, ce qui fait neuf francs par mois, et cent huit francs par an.

Nous venons de dire quelques mots de l'odeur exhalée par les fumeurs. Les priseurs répandent également une odeur très-caractéristique qui nécessite des soins de propreté minutieux; ils devront changer très-fréquemment de mouchoirs de poche. Ils ne doivent pas non plus ignorer que l'usage du tabac à priser tend à amoindrir, à altérer l'usage si précieux de l'odorat.

Nous ne parlerons pas de la fâcheuse et dégoûtante habitude qu'ont certains hommes de se moucher avec leurs doigts, habitude réprouvée par la propreté la plus élémentaire. Pourquoi ne pas s'astreindre à se moucher comme tout le monde? Et pourquoi ne pas former les enfants dès leur bas âge à cette coutume?

Le sens de la vue est un des plus utiles, un des plus délicats, et par conséquent un de ceux qui sont le plus assujettis à une foule d'accidents.

Il faut éviter une lumière trop éclatante lorsqu'on ne se livre à aucune occupation sérieuse; de même qu'il est important de ne pas travailler le soir avec une lumière insuffisante, car on arriverait à la cécité, autrement dit à la perte de la vue.

Il existe certaines professions dans lesquelles les yeux des ouvriers sont très-exposés à contracter des maladies, par suite des travaux délicats auxquels ils sont astreints : de ce nombre sont les graveurs, les horlogers, etc.

Les cultivateurs, accoutumés à travailler aux ardeurs du soleil et à exécuter certains travaux, les moissons par exemple, ont fort souvent les yeux très-compromis. En effet, ne voyons-nous pas tous les ans des moissonneurs être frappés de cécité à la suite de coups d'épis sur la cornée transparente? C'est pour cela que l'on conseille de couper les seigles et les blés avec la faux, et de laisser de côté la faucille.

La chevelure ne doit pas non plus être négligée : hommes, femmes et enfants doivent tous les jours se servir du peigne et de la brosse à cheveux. Les pommades ou autres préparations que les charlatans recommandent comme infaillibles pour faire repousser les cheveux sur des têtes complétement chauves sont toujours inefficaces, et jamais ni la pommade Dupuytren, ni celle du lion, de l'ours, du chameau, et autres, n'ont produit de merveilles. Nous savons bien que la perte, que la chute des cheveux, affligent beaucoup de gens. Nous savons bien que tous les jours on voit annoncés à la quatrième page des journaux d'excellents remèdes pour guérir la calvitie. Nous savons bien qu'il n'est pas de jour qu'on n'entende dire à de très-honnêtes gens : « J'ai acheté telle ou telle pommade, telle ou telle huile, telle ou telle préparation, etc.; j'en ai frotté la tête de mon fils ou de ma fille, et il lui est repoussé une chevelure abondante. » C'est vrai; seulement, pour le médecin qui sait qu'après toutes les maladies aiguës les cheveux tombent et qu'ils repoussent ordinairement plus beaux et plus touffus qu'auparavant, il n'y a là rien d'extraordinaire; mais pour la personne étrangère à la médecine, la pommade a tout fait! Comprenez-vous maintenant cette immense quantité de certificats émanant de personnes parfaitement honorables, et qu'on étale avec luxe et complaisance sous vos yeux?...

A l'Académie impériale de médecine de Paris, on reçoit presque tous les mois un spécifique pour faire repousser les cheveux. Le bureau, qui y met un peu de malice, nomme ordinairement pour commissaires les trois académiciens les plus chauves... On n'a jamais vu qu'aucun d'eux, même au bout de six mois ou d'un an, eût un cheveu de plus; mais par contre ils en avaient ordinairement quelques-uns de moins.

Nous ne dirons rien de la teinture des cheveux, si ce n'est que cette opération expose à des dangers sérieux ceux qui ont la faiblesse de chercher à dissimuler « des ans l'irréparable outrage. »

Un homme du monde fait sa barbe au moins tous les deux jours : il est de toute nécessité que les ouvriers n'attendent pas huit à dix jours pour se raser ou pour se faire raser, comme cela a habituellement lieu. Nous leur dirons aussi qu'ils doivent se méfier de la savonnette et du rasoir qui servent à tout le monde, et qu'ils s'exposent ainsi volontairement à bien des dangers. Il est cependant si simple et si facile de se raser! Que tous ceux qui portent la barbe longue aient bien soin de la peigner, de la brosser et de la nettoyer, et même de la parfumer de temps en temps.

Tous les hommes, sans distinction de profession, doivent s'astreindre à se laver les mains plusieurs fois par jour. Ce conseil s'adresse plus particulièrement aux ouvriers des villes et des campagnes. Un ouvrier qui travaille à la fabrication du blanc de céruse, du minium, un peintre en bâtiments, un serrurier, a besoin de très-grands soins de propreté. Un habitant de la campagne, habitué à de rudes travaux, à bêcher ou à labourer la terre, à soigner des bestiaux, à les nettoyer, à charger ou à charroyer du fumier pour engraisser ses champs, a souvent les mains en contact avec des objets malpropres. Force est donc d'exiger également de lui des soins de propreté, s'il veut se bien porter. Nous lui conseillerons de s'astreindre à se laver les mains toutes les fois qu'il prendra ses repas, qu'il cueillera des fruits, qu'il traira ses vaches ou ses chèvres, etc. Est-ce se montrer trop exigeant?

Le conseil de se laver souvent les pieds serait banal s'il s'adressait à des gens riches, qui ont en général un soin extrême de leur personne; mais pour des ouvriers, et surtout pour ceux de la campagne, ce n'est pas du superflu, et il est de notre devoir d'insister sur ce point important.

A l'aide du savon, on enlève facilement la couche de crasse plus ou moins épaisse dont la peau est recouverte. Le savon est un bon cosmétique, et chaque parfumeur peut vanter celui qu'il a composé; en général il nettoie bien la peau, et n'exerce sur elle aucune action irritante.

Il faut avoir bien soin de couper de temps en temps les ongles des mains et ceux des pieds. Pour ceux des pieds, nous conseillerons de les couper carrément et non pas arrondis, et cette recommandation sera surtout expresse pour l'ongle du gros orteil, afin d'éviter l'*ongle incarné*, c'est-à-dire que l'ongle n'entre dans les chairs, ce qui occasionne une extrême douleur, force à garder la chambre et nécessite parfois une cruelle opération.

Est-il besoin d'ajouter que ces soins de propreté seront encore plus indispensables en été qu'en hiver?

Les petites recommandations que nous venons de faire ne sont pas toujours suffisantes, et il est maintes circonstances dans lesquelles les lotions partielles ne peuvent satisfaire aux exigences de l'hygiène. Ainsi, pendant les chaleurs de l'été, le corps est facilement imprégné de sueur; qu'à cette transpiration vienne s'ajouter la poussière que développe telle ou telle profession, il se formera sur toute la surface du corps une couche de crasse dont on ne pourra se débarrasser qu'à l'aide des bains.

Les bains sont fort en faveur dans la classe aisée; ils le sont beaucoup moins dans la classe ouvrière, et l'on pourrait citer bon nombre d'individus qui ont vécu et sont morts sans s'être jamais plongés dans un bain.

Les bains peuvent être pris chauds, ou froids.

Les bains chauds conviennent à tout le monde comme moyen de propreté, et leur prix de revient dans les établissements publics est si minime (75 centimes à un franc), que personne ne peut invoquer l'impossibilité où il se trouve de subvenir à cette dépense plusieurs fois par an. Nous savons que dans les campagnes éloignées des villes il est matériellement impossible qu'on aille prendre un bain dans les grands établissements; mais on peut alors se procurer soit une baignoire, soit un cuvier, soit un tonneau, l'emplir d'eau suffisamment chaude, suivant la saison (25 à 28 degrés centigrades), et s'y plonger d'une manière convenable afin de débarrasser la peau des impuretés dont elle est souillée. Une demi-heure ou trois quarts d'heure sont bien suffisants pour un bain chaud de propreté. On peut, et c'est une excellente chose, se savonner tout le corps pendant qu'on est dans l'eau.

En été, lorsqu'on peut aller au bain froid et s'immerger dans une rivière dont on connaisse suffisamment la profondeur et dont le lit soit sablonneux, on en retirera de très-bons et de très-salutaires effets. Il faut éviter autant que possible de se baigner dans des étangs, dans des mares d'eau stagnante, dans des ruisseaux ou dans de petites rivières dont le fond est fangeux, car alors on pourrait y prendre des fièvres intermittentes. Il ne faut pas se baigner dans de l'eau froide si le corps est en sueur; il faut attendre que la transpiration soit passée. On doit se plonger tout de suite dans l'eau froide, afin d'éviter cette impression désagréable qui se traduit par *la chair de poule*. On peut se livrer, sans fatigue toutefois, à l'exercice de la natation, mais ne pas prolonger le bain froid au delà d'une heure.

Quand on va prendre un bain chaud ou froid, il faut (et ceci est de la plus haute importance) être à jeun ou n'avoir pas mangé depuis plus de trois heures.

On ne doit jamais manger dans l'eau.

En sortant du bain chaud, il faut en toute saison s'essuyer vivement et fortement le corps et les membres avec du linge chaud, et s'habiller ensuite avec rapidité.

En sortant du bain froid, on s'essuie avec du linge froid.

Tous les ans, à l'époque des bains froids, c'est-à-dire pendant les mois de juillet, août et septembre, pour les climats chauds ou tempérés, il arrive d'affreux malheurs. Des enfants et même de grandes personnes, ne sachant pas nager, se baignent dans des fleuves ou dans des rivières dont ils ne connaissent pas le lit, et trouvent la mort là où ils espéraient trouver la santé.

Ne pourrait-on pas, dans les communes rurales situées sur le bord des grands fleuves ou des grands cours d'eau, instituer une sorte de police pour empêcher les enfants de se baigner, surtout dans les endroits dangereux? Les gardes champêtres ou des hommes ayant la surveillance des cours d'eau pourraient rendre de grands services et empêcher d'irréparables malheurs. Il y a quelques jours encore, nous étions mandé en toute hâte, à quelques kilomètres de Tours, sur le bord de la Loire, pour porter secours à deux enfants, l'un âgé de treize ans, et l'autre de onze, qui s'étaient baignés dans un endroit de ce fleuve qu'ils ne connaissaient pas. Ils étaient tombés dans un trou ayant trois à quatre mètres de profondeur, et tous deux y avaient été promptement asphyxiés. N'y a-t-il rien à faire en présence de semblables calamités?

Les bains de mer sont à la portée des personnes qui habitent des départements situés sur les côtes. Ils conviennent aux lymphatiques, aux scrofuleux, aux personnes débilitées, mais ils doivent être formellement interdits à des sujets sanguins ou à ceux qui seraient atteints ou menacés de maladies de poitrine.

Les bains de mer ne doivent jamais avoir une durée aussi prolongée que celle des bains d'eau douce. Habituellement on y reste le temps de faire une ou plusieurs immersions, qui varient de une à dix minutes. Il est extrêmement rare qu'on prolonge ce bain au delà de vingt à vingt-cinq minutes.

En terminant, nous dirons un mot, mais un seul, des *eaux minérales,* qui se trouvent en si grande abondance dans certains départements de la France et dans plusieurs autres contrées de l'Europe. Les eaux minérales, administrées en bains, en douches, en boisson, sont affectées à la cure d'une foule d'infirmités aiguës ou chroniques, et jouissent réellement d'une grande efficacité. Il ne faut pas s'imaginer que ce soit tout simplement une affaire de caprice ou de mode que la fréquentation de telles ou telles eaux. S'il y a réellement des stations thermales suivies par des gens désœuvrés et amis du plaisir, et où se rendent des gens peu malades, il y en a d'autres, comme celles des Eaux-Bonnes, du Mont-Dore, de Luchon, de Contréxeville, de Plombières, etc., dans lesquelles on ne rencontre réellement que des personnes souffrantes et désireuses de recouvrer une santé véritablement et sérieusement compromise.

CAUSERIE VIe

DES EXERCICES INDISPENSABLES A LA SANTÉ DU CORPS

De l'exercice modéré. — De l'exercice immodéré. — De l'exercice insuffisant. — Il y a deux catégories d'exercices : l'exercice proprement dit et l'exercice professionnel. — De l'*exercice proprement dit.* — Station. — Marche. — Saut. — Course. — Pas gymnastique. — Danse. — Gymnastique. — Natation. — Équitation. — Escrime. — De l'*exercice professionnel.* — Cultivateurs, maçons, charpentiers, couvreurs, etc. — Serruriers, menuisiers, plâtriers, charrons, mécaniciens, fondeurs, etc. — Tisseurs, tailleurs, cordonniers. — Militaires. — Marins. — Instituteurs et institutrices. — Hygiène spéciale des instituteurs et des élèves. — Du choix des professions. — *Il n'y a pas de sots métiers.* — Il faut, autant que possible, se contenter de la position et du sort qui nous ont été faits par la naissance. — Conseils aux jeunes hommes. — Conseils aux jeunes filles.

L'homme ne saurait vivre en parfait état de santé s'il ne se livrait à quelque exercice; de sorte qu'on peut dire que l'exercice, *modéré* toutefois, est indispensable à l'homme, parce qu'il régularise la circulation et maintient la peau dans un état de chaleur douce et agréable. La fatigue vient-elle à se faire sentir à la suite d'un exercice quelconque, il faut absolument se condamner à un repos suffisant ; car l'exercice *immodéré* produit de très-fâcheux effets sur la santé, il accélère la circulation, amène de la courbature, et occasionne souvent l'épuisement. L'exercice *insuffisant,* qui s'observe si fréquemment chez les ecclésiastiques, les médecins, les professeurs, les savants, les employés, etc., entraîne des conséquences désastreuses, surtout si les sujets sont pourvus d'un grand appétit qu'ils ne craignent pas de satisfaire : il y a alors *excès des recettes sur les dépenses;* il s'ensuit que ces personnes sont menacées d'être atteintes de la goutte, de la gravelle, etc., maladies cruelles dont on ne peut pas toujours se débarrasser, à moins qu'on ne soit déterminé à changer de genre de vie.

Avant d'aller plus loin, nous devons établir deux catégories d'exercices : la première catégorie recevra le nom d'*exercice proprement dit*, et la seconde celui d'*exercice professionnel.*

De l'exercice proprement dit. — Cet exercice convient à tout le monde; cependant les ouvriers, soit de la ville, soit de la campagne, qui se livrent tous les jours à un rude labeur, font un exercice professionnel qui leur tient lieu de promenades, de gymnastique, etc. Nous allons passer très-brièvement en revue les principaux chefs de l'exercice proprement dit.

1° *Station.* — La station debout est un exercice des plus pénibles, qui détermine rapidement la fatigue et même la courbature des membres inférieurs. Certains ouvriers, tels que les menuisiers, les serruriers, les forgerons, etc., travaillent constamment debout.

2° *Marche.* — C'est un exercice très-hygiénique et que chaque personne doit mettre tous les jours en pratique. En moyenne, un adulte, pour se bien porter, pour conserver sa santé et pour entretenir son appétit, est dans l'obligation de faire à pied trois à quatre kilomètres.

3° *Saut et course.* — Le saut et la course, facilitant le développement du système musculaire général, sont des exercices qu'on ne saurait trop recommander aux enfants et aux adolescents.

4° *Pas gymnastique.* — Nos fantassins, et en particulier les zouaves et les chasseurs d'Afrique, sont exercés depuis un certain nombre d'années à une sorte de course ayant reçu le nom de pas gymnastique : c'est un moyen de développer le système musculaire des membres inférieurs, et de former ces troupes à franchir de très-grandes distances en très-peu de temps. Ce n'est pas trop dire que d'affirmer que les corps spéciaux dressés à cet exercice font des prodiges dans les occasions solennelles où l'on réclame leur énergique et valeureuse intervention.

5° *Gymnastique.* — La gymnastique, qui entre actuellement dans l'éducation physique des enfants de tout sexe et de toute condition, se compose d'une série d'exercices très-variés, qui ont pour but de développer le système musculaire, de fortifier la constitution, de stimuler l'appétit et de favoriser la digestion. On ne saurait trop recommander de faire faire beaucoup de gymnastique aux enfants qui ont une intelligence trop précoce, trop développée, et chez lesquels on peut redouter de voir éclater des phénomènes cérébraux.

6° *Danse.* — On admettait autrefois trois sortes de danses : 1° la *danse religieuse;* 2° la *danse guerrière;* 3° la *danse simple.* De nos jours, on ne parle plus que de la troisième, c'est-à-dire de la danse simple. Telle qu'elle est exécutée aujourd'hui dans nos salons, c'est un pitoyable exercice que nous proscrivons, car on respire toujours un air vicié par les bougies, par les quinquets, par le gaz, par les émanations des individus et par la poussière qui s'élève du sol en tourbillons plus ou moins épais. La danse en plein air, au contraire, est un exercice salutaire. Nous repoussons toujours la *valse*, qui détermine chez beaucoup de personnes des maux de tête, des vertiges, des vomissements et même des évanouissements.

7° *Natation.* — La natation peut être considérée comme un excellent exercice ; car, tout en se baignant, on a l'avantage de faire de la gymnastique; les mouvements répétés du corps activent la respiration et entretiennent la chaleur naturelle, qui sans cela se perdrait promptement dans l'eau. Il y a encore un immense avantage à savoir nager : c'est que, dans des circonstances fâcheuses et malheureusement trop fréquentes, on peut non-seulement se sauver, mais encore sauver la vie à ses semblables.

8° *Équitation.* — Une promenade à cheval est un exercice salutaire, mais qui ne peut convenir à toutes les personnes, parce que certaines allures du cheval (trot et galop) sont susceptibles de donner lieu à des accidents parfois redoutables chez les individus faibles, délicats, prédisposés à certaines infirmités.

9° *Escrime.* — Dans son acception la plus générale, l'escrime est l'art de *faire des armes,* c'est-à-dire de se servir des armes de main de la manière la plus avantageuse, soit pour attaquer un adversaire, soit pour se défendre. Que l'escrime comprenne le maniement de l'épée, du sabre, de la canne, du bâton, etc., peu importe : ce n'en est pas moins un exercice très-important et d'une grande utilité au point de vue de la gymnastique et de l'hygiène ; car tous les muscles sont mis en mouvement par suite des positions nombreuses et des manœuvres rapides et variées qu'exécutent ceux qui font des armes.

De l'exercice professionnel. — Nous avons dit que certains ouvriers faisaient assez d'exercice corporel pour n'avoir pas besoin de s'adonner aux exercices indispensables pour les hommes habitués à des professions sédentaires.

Les cultivateurs, par exemple, travaillent en plein air ; ils jouissent donc de tous les avantages d'un air renouvelé ; mais en revanche ils subissent toutes les conséquences de ses variations, de ses intempéries, c'est-à-dire qu'ils sont exposés soit au froid sec, soit au froid humide, à la pluie, à la neige, au vent, au soleil dévorant de l'été, à la poussière, etc.

Les efforts musculaires extraordinaires auxquels les cultivateurs se livrent parfois les rendent sujets à des lassitudes, à des courbatures.

Étant souvent couverts de sueur, ils sont plus que d'autres susceptibles de se refroidir, et de contracter par conséquent des fluxions de poitrine, des pleurésies, des rhumes, des douleurs.

Ils devraient tous, à la fin de la journée, alors qu'ils se sont dépouillés de quelques vêtements durant le jour pour travailler plus à leur aise, reprendre ces vêtements, s'en couvrir, et éviter par là un refroidissement qui peut être cause d'une longue maladie et quelquefois de la mort.

Les maçons, les charpentiers, les couvreurs se trouvent à peu près dans la même catégorie que les cultivateurs ; ils travaillent à l'air, tandis que les serruriers, les menuisiers, les plâtriers, les tourneurs, les charrons, les mécaniciens, les fondeurs, etc., tout en exerçant des professions fatigantes qui exigent souvent un certain déploiement de forces, sont dans des chantiers ou dans des ateliers couverts.

Les travaux que ces divers ouvriers exécutent sont de nature à remplacer les exercices corporels auxquels tout homme est obligé de s'astreindre pour se bien porter; mais à côté de ces professions si actives, il y en a quelques-unes, telles que celles de tisseur en soie, de tailleur, de cordonnier, qui, pour être sédentaires, n'en sont pas moins pénibles. Cependant les tisseurs, tailleurs et cordonniers ont besoin de faire un certain exercice corporel, de se promener, de courir, de sauter, afin de stimuler leurs fonctions digestives en général languissantes, de donner de l'activité à leur circulation, etc.

La profession de militaire est une des plus fatigantes, surtout en temps de guerre, lorsque les armées sont en campagne.

La profession de marin a aussi ses immenses labeurs et ses infinies privations.

Nous ne pouvons passer en revue toutes les professions afin d'établir à quel degré d'exercice doit se livrer celui qui a embrassé telle ou telle carrière; évidemment ce serait aller trop loin que d'entrer plus avant dans ce sujet. Il ressort de tout ce que nous avons dit, que les professions sédentaires dans lesquelles il y a peu de dépense physique exigent impérieusement qu'on prenne de l'exercice, tandis que les professions sédentaires nécessitant un grand déploiement de forces dispensent presque toujours de l'exercice proprement dit.

On nous pardonnera, avant de clore cette revue des diverses professions, d'insister ici sur une profession digne du plus haut intérêt, et à laquelle nous devons de toute nécessité consacrer d'assez longs développements : nous voulons parler des instituteurs.

Si la profession d'instituteur est très-modeste, elle n'en est pas moins une des plus importantes, une des plus considérables qu'on puisse imaginer. Quelle responsabilité n'assume donc pas sur lui un instituteur véritablement digne de ce nom? N'est-il pas chargé de cultiver et de diriger dans une bonne voie l'intelligence que Dieu a départie à l'homme, et qui établit une ligne de démarcation si tranchée entre l'espèce humaine et les autres êtres de la création? On ne saurait donc entourer de trop de respect, de trop de vénération, les instituteurs réellement pénétrés de la sainteté de leur mission, et désireux de doter la société d'une pépinière de jeunes gens religieux et instruits.

L'avenir du pays repose sur les instituteurs. Ils ont entre les mains une puissance formidable, puisqu'ils peuvent, s'ils sont méchants et pervers, préparer une génération dont les actes nous inspireraient le mépris et l'horreur; mais aussi, s'ils sont convaincus de l'importance et de la gravité de leur mandat, s'ils sont honnêtes, ils peuvent en quelques années amener dans le monde une régénération que nous appelons de tous nos vœux. Aussi ne cacherons-nous pas nos sympathies pour les hommes foncièrement vertueux qui sont chargés de répandre l'instruction dans la classe ouvrière, et serions-nous désireux de voir leur position sociale sensiblement améliorée. Il y a beaucoup à faire pour la classe si nombreuse des instituteurs, qui est réellement déshéritée, et qui est néanmoins digne de toute la bienveillance et de tout l'intérêt du gouvernement.

Pour être réellement à la hauteur de sa mission, l'instituteur doit conformer son enseignement à la morale évangélique prêchée par le prêtre, et aux conseils hygiéniques prescrits par le médecin; il doit donner l'exemple d'un assujettissement consciencieux aux préceptes d'une hygiène bien entendue.

Il n'est pas permis à un instituteur d'ignorer les premières notions concernant les précautions à prendre pour conserver non-seulement sa santé et celle de sa famille, mais encore celle de tous les enfants qui lui sont confiés. Il a donc beaucoup à étudier et beaucoup à apprendre.

Par sa profession, l'instituteur est condamné à des habitudes très-sédentaires; aussi sera-t-il exposé à des maux de tête, à des étourdissements, à des congestions cérébrales, et ce ne sont pas là les seules affections dont il puisse être atteint. L'exercice continuel de la parole le prédispose encore à des enrouements, à des extinctions de voix, à des rhumes opiniâtres et dangereux, à des crachements de sang, etc. Ce n'est pas tout encore : étant obligé de rester, durant le froid rigoureux de l'hiver, dans des salles dont la température est quelquefois très-élevée, il est nécessairement plus impressionnable qu'un autre à l'air extérieur; il doit donc, dès qu'il franchit le seuil de sa classe, se prémunir contre les refroidissements en se couvrant convenablement. L'instituteur qui est sujet à s'enrhumer ou à contracter des maux de gorge, des fluxions de poitrine, doit s'astreindre à porter des gilets de flanelle et des cravates épaisses, s'il ne veut pas voir se développer des affections qui pourraient devenir très-graves.

Il a donc bien des précautions, bien des ménagements à prendre pour conserver sa santé, surtout s'il est d'une constitution frêle et chétive. Il devra apporter dans tous les actes de sa vie une régularité et une ponctualité très-grandes; il s'arrangera de manière à mettre entre ses heures de classe un temps de récréation suffisant pour pouvoir goûter quelque repos, tout en procurant à ses élèves un moment de délassement très-utile.

En vue de sa santé et en raison de ce qu'il doit à ses écoliers, l'instituteur se montrera sobre et tempérant; il ne fréquentera jamais ni les cabarets, ni les cafés, ni les estaminets; sa nourriture, on le comprend facilement, ne devra être ni échauffante, ni stimulante, mais douce et réparatrice. Il se donnera bien de garde de faire un usage immodéré des boissons alcooliques, car alors il serait un objet de scandale et un sujet de risée pour tout le monde. Il devra veiller avec un soin scrupuleux à la régularité de tous ses repas.

Appelé à donner l'exemple en toutes choses, l'instituteur devra sans cesse exercer une vigilance extrême sur lui-même; il devra conserver en face de ses élèves un maintien sérieux et digne, exempt de roideur; il devra être ferme, mais bon, doux, et commander le respect et l'affection; il devra avoir une mise décente, convenable et non recherchée; il devra être de mœurs très-pures; il devra remplir avec conviction et sans affectation ses devoirs religieux : en un mot, il devra faire en sorte d'être irréprochable, et il devra s'abstenir de tout ce qui serait de nature à compromettre la gravité de son caractère et la sainteté de sa mission.

Ce que nous disons des instituteurs sera en grande partie applicable aux institutrices. Nous ne ferons cependant pas l'injure de recommander à des femmes la tempérance et la sobriété; il est évident qu'on ne trouve que très-exceptionnellement des institutrices adonnées à la gourmandise et à l'intempérance... Et quand malheureusement des faits aussi scandaleux leur sont justement imputés, on les a bientôt expulsées des communes où elles étaient placées.

Il ne suffit pas de tracer les règles hygiéniques pour le compte personnel des instituteurs et des institutrices, il faut encore songer aux soins que réclame la santé des enfants qui leur sont confiés. Ainsi donc il faudra :

1º Que les élèves soient admis dans une salle vaste et suffisamment ventilée, fraîche en été, bien chauffée en hiver, et il faudra s'attacher à ce qu'ils ne se refroidissent pas, soit à leur arrivée à l'école, soit à leur sortie.

2º Que les élèves soient vêtus modestement, décemment, proprement, et suivant la saison, c'est-à-dire légèrement en été, chaudement en hiver. On veillera à ce que pendant les récréations ils n'aillent pas jouer dans les endroits de la cour qui pourraient être humides et où il pourrait y avoir des flaques d'eau, car ils se mouilleraient les pieds et seraient exposés à s'enrhumer. On ne leur permettra pas de quitter leurs vêtements lorsqu'ils sont en transpiration. On leur conseillera de jouer avec ardeur pendant la saison froide et rigoureuse, et modérément pendant les grandes chaleurs.

3º Que les soins de propreté les plus minutieux soient exigés; examiner avec beaucoup d'attention la tête, les diverses parties du visage, les mains, les pieds des enfants, et les contraindre à les avoir toujours propres.

4º Que le travail soit basé sur les aptitudes des enfants. Il faudra se montrer bien circonspect, bien prudent, lorsqu'il s'agira d'élèves délicats, impressionnables et d'une intelligence très-précoce et très-développée; car si l'on cherchait à les stimuler, à les aiguillonner pour en faire de petits prodiges, on s'attirerait une cruelle déception, en faisant éclater, par ce surcroît d'activité imprimée au cerveau, une terrible maladie qui ne pardonne presque jamais, *la fièvre cérébrale !*

5o S'attacher avec la plus grande sollicitude au maintien des bonnes mœurs.

6o Dans les communes où l'école des filles est contiguë à celle des garçons, exiger que l'heure de l'arrivée des filles en classe ne coïncide pas avec celle des garçons, et faire également en sorte que l'heure de la sortie de la classe ne soit pas la même pour les deux sexes. Les filles pourraient arriver et sortir un quart d'heure avant les garçons.

Disons actuellement un mot du choix des professions : ce ne sera pas hors de propos, car il s'agit de donner des conseils aux enfants, et de leur faire comprendre avec quel empressement ils doivent, en général, embrasser la carrière de leurs parents.

Évidemment, dans cette grande et importante affaire du choix d'une profession, il faut, autant que faire se peut, laisser toute initiative aux jeunes gens, observer leurs goûts et leurs aptitudes, tenir compte de leurs répugnances, de leur état de santé, etc.; mais il faut aussi les diriger, les guider, et suppléer ainsi à leur manque d'expérience.

Enfants, n'oubliez jamais que toutes les professions utiles à la société et approuvées par la morale sont honorables dès qu'elles sont honorablement exercées. Un vieux proverbe ne dit-il pas :

Il n'y a pas de sots métiers, il n'y a que de sottes gens ?

Nous croyons qu'en général, et sauf de rares exceptions, la plupart des individus doivent se contenter de la position et du sort qui leur sont assignés par la *naissance.*

Occupons-nous d'abord de l'agriculture. Le gouvernement s'efforce de l'encourager en lui fournissant l'occasion d'étaler au grand jour dans les comices agricoles, dans les concours régionaux, les améliorations que l'agriculteur aura introduites, les instruments qu'il aura inventés ou perfectionnés, les produits qu'il aura obtenus, etc. Et en présence des innombrables récompenses qui sont tous les ans distribuées dans tous les départements de la France aux agriculteurs, le fils d'un agriculteur ne devra-t-il pas s'honorer de rester attaché à la terre, de travailler à l'entretien et à l'amélioration de la ferme que son père lui aura laissée?... Que le cultivateur le sache bien, la seule voie pour arriver aujourd'hui à la fortune, c'est l'agriculture. Si le cultivateur a beaucoup de mal, en compensation il gagne beaucoup d'argent : il vend tout au poids de l'or; il ne dédaigne rien, il utilise tout; et tous les jours l'argent afflue dans ses mains. Que le cultivateur compare sa position à celle du curé de son village, à celle du médecin de campagne, à celle de l'instituteur communal, et il verra laquelle de ces professions est la plus lucrative.

Le curé de campagne, s'il n'a pas de patrimoine, vit dans la gêne, car il reçoit un traitement insuffisant pour subvenir à ses propres besoins.

Le pauvre médecin rural est accablé sous le poids de la fatigue, et parfois de l'indigence.

L'instituteur est très-souvent dans un état voisin de la détresse.

Et ces trois hommes (personne ne le contestera) ont reçu une éducation autrement soignée, une instruction autrement solide que celle du simple cultivateur. Cependant ils sont bien au-dessous de lui sous le rapport des avantages pécuniaires.

Au cultivateur donc la richesse.

Au prêtre, au médecin, à l'instituteur la gêne, nous allions écrire la misère.

Choisissez actuellement, fils de cultivateurs.

Ce que nous venons de dire de l'agriculture est applicable à bien d'autres professions. A l'époque où nous vivons, c'est à qui désertera la profession de sa famille pour en entreprendre une que l'on croit plus relevée, et dans l'exercice de laquelle on éprouvera des déboires et des humiliations qu'on n'eût pas rencontrés si l'on fût resté attaché à l'état de son père. Pour être bon cultivateur, il faut indubitablement certaines qualités; mais pour être notaire, avoué, médecin, magistrat, n'en faut-il pas d'un ordre supérieur? Eh bien! quelles que soient les ressources intellectuelles de celui qui abandonne les champs pour les lettres, pour les sciences ou pour les arts, il y aura toujours pour lui un écueil immense, celui du milieu dans lequel il aura vécu d'abord, dans lequel il se trouvera nécessairement replongé un jour, et qui, malgré tout ce qu'il pourra faire, le tiendra constamment au-dessous des autres, soit par les manières, soit par le langage, soit par la tournure et la délicatesse de l'esprit.

Nous savons bien qu'on citera des exceptions, qu'on dira : Tel professeur de telle faculté était le fils d'un pauvre artisan, tel général était le fils d'un humble cultivateur, tel riche banquier était le fils d'un petit commerçant. Nous vous accordons ces exceptions, qui, pour être vraies, n'en sont pas moins bien rares; mais la règle subsiste; et, puisqu'il faut vous le dire, la plupart d'entre vous se trouveront dans la règle : bien peu se placeront dans les exceptions.

Fils d'artisans, restez donc artisans. Étudiez, travaillez, perfectionnez, agrandissez le chiffre des affaires de vos parents, si la chose est possible; et par votre ordre et par votre économie vous arriverez, sinon à la fortune, du moins à une honnête aisance.

Fils de commerçants, restez commerçants. Par l'heureux choix de vos marchandises, par votre bon goût, par la modicité de vos bénéfices, appelez la foule dans vos magasins, et vous démontrerez à tous que *les petits ruisseaux font les grandes rivières.*

Fils de fabricants, d'industriels, de manufacturiers, restez fabricants, industriels, manufacturiers. Il y a tant à faire, tant de procédés nouveaux à mettre à l'étude avant de les appliquer et de les mettre en pratique! Consacrez donc votre intelligence à l'examen approfondi de ces intéressantes questions, et lorsque vous aurez reconnu réels tous les avantages qu'on vous promettait, entrez résolûment et à pleines voiles dans la voie du progrès. Mais n'oubliez jamais que Dieu, en vous donnant la direction de fabriques, de manufactures ou d'usines plus ou moins importantes, vous a confié la santé physique et morale d'un nombreux personnel d'ouvriers. Veillez donc scrupuleusement à leurs intérêts moraux et matériels. Donnez-leur le bon exemple, et ne tolérez jamais les scandales qui se rencontrent trop souvent dans les grands centres de fabrique, de manufacture ou d'industrie.

Du reste, et c'est par là que nous terminerons ce chapitre, un notaire ou un avoué ne met-il pas toute son ambition à céder sa charge à son fils? Un médecin ne dirige-t-il pas ordinairement son fils vers l'étude de la médecine? Un avocat n'engage-t-il pas ses enfants à entrer dans le barreau ou dans la magistrature? Un général n'envoie-t-il pas ses fils dans les écoles militaires? Un amiral ne soupire-t-il pas après le moment où son fils pourra monter à bord d'un navire et partager avec lui les dangers de la mer, etc.?

Que chacun reste donc, et reste avec conviction, à la place que Dieu lui a assignée.

Mais pour faire choix d'une profession quelle qu'elle soit, il faut avoir rempli ses premiers devoirs religieux, c'est-à-dire avoir fait sa première et sa seconde communion, et, suivant la carrière à laquelle on se destine, avoir fréquenté soit les écoles communales, soit les lycées, soit les écoles spéciales du gouvernement.

Quelque minime que soit la position sociale d'un homme, il doit avoir suivi les écoles avec assez d'assiduité pour savoir parfaitement lire et écrire, pour mettre passablement l'orthographe et connaître un peu de calcul. On ne peut pas exiger moins, et c'est, il faut en convenir, un degré d'instruction bien élémentaire et indispensable à tout individu désireux de remplir dignement la profession qu'il embrasse.

Dans les lycées, les études sont bien autrement sérieuses, et il est du devoir de ceux qui se destinent à parcourir la carrière des lettres, des sciences ou des arts, de ne pas rester en arrière, et de mettre à profit le temps qu'ils doivent passer dans ces établissements, afin de prendre leurs premiers grades avec distinction, et de contracter de bonne heure l'amour de l'étude.

Quant à ceux qui ambitionnent d'entrer dans les écoles du gouvernement, ils doivent aussi redoubler d'ardeur, et ne jamais perdre de vue qu'un travail opiniâtre triomphe de toutes les difficultés.

Les jeunes filles appartenant à la classe ouvrière, et surtout les jeunes filles de la campagne, ont nécessairement droit aussi à nos conseils. On usera envers elles des mêmes moyens que nous avons conseillés pour les jeunes garçons, lorsqu'il s'agira de leur faire prendre une détermination relativement au choix d'une profession : c'est dire assez qu'on s'occupera de les instruire et de les former à toutes les vertus. Mais qu'au moment décisif le luxe et la coquetterie, en les éblouissant, ne leur fassent pas tourner la tête, et que, dans l'espoir de mettre de jolies robes et de se parer de dentelles et de rubans, elles n'aillent pas choisir la profession de femme de chambre, au lieu de rester dans le village. L'amour de la toilette conduit à tous les vices. Qu'elles ne l'oublient jamais !...

CAUSERIE VIIe

EXERCICES ET DÉLASSEMENTS INTELLECTUELS

Dieu, nous ayant doués d'une intelligence, doit toujours en avoir les prémices. — *Exercices intellectuels.* — L'intelligence sera développée suivant les aptitudes et suivant la position sociale de chacun. — Les cabarets. — Les mauvais livres. — *Petites lectures* de la société de Saint-Vincent-de-Paul. — *Délassements intellectuels.* — Des romans. — La lecture des romans conduit souvent au suicide ou à la folie. — Anecdotes. — Du choix des livres, des ouvrages propres à procurer un agréable passe-temps. — Des arts d'agrément : musique, peinture, dessin. — De la conversation. — Des voyages. — Dangers d'un exercice intellectuel trop longtemps prolongé. — Nécessité d'entremêler les travaux de l'esprit et les récréations intellectuelles.

Personne ne contestera que Dieu, dans son infinie bonté, nous a pourvus d'une intelligence qui nous distingue de la brute; mais il ne nous l'a donnée qu'à la condition expresse de la développer, de la cultiver et de l'exercer par tous les moyens possibles. C'est sans contredit la tâche la plus élevée de l'hygiène, et il faut que vous soyez bien convaincus que la culture de l'intelligence exerce une influence des plus salutaires sur la santé des individus, des masses, de l'humanité tout entière.

Puisque Dieu nous a doués d'une intelligence, il est bien juste qu'il en ait les prémices : nous devrons donc employer nos premières années à nous bien pénétrer de la grandeur, de la puissance, de la bonté de Dieu; nous devrons donc nous efforcer de le connaître et de l'aimer : et cette connaissance et cet amour ne devront jamais être chassés de notre cœur, car seuls ils nous consoleront dans nos adversités, nous soutiendront dans nos maladies, et nous feront triompher de nos passions. La connaissance et l'amour de Dieu dominent donc et devront dominer toute notre vie.

Après avoir appris quels sont nos devoirs envers Dieu, nous apprendrons quels sont nos devoirs envers nous-même, envers la société, envers la patrie, envers la famille. Et sachez-le bien, la mise en pratique de tous ces devoirs fera de vous des hommes parfaits. La douce harmonie qui en résultera vous procurera une paix et un calme intérieurs dont votre santé physique se ressentira tellement, que vous ne serez plus que très-exceptionnellement sujets aux rudes et douloureuses étreintes de la maladie. La sérénité de votre âme sera immense, infinie... Mais, si par malheur vous veniez à méconnaître vos devoirs, à les fouler aux pieds, vous verriez incontinent surgir les passions mauvaises, qui sont, comme nous vous le dirons bientôt, les ennemis de notre santé physique et morale. Loin de vous donc la criminelle imprudence de perdre et de ruiner votre intelligence par la lecture de ces mauvais et pernicieux romans, dans lesquels la licence, l'obscénité, l'irréligion, les doctrines antisociales sont effrontément exposées et parées des couleurs les plus séduisantes. N'assistez jamais à ces honteux spectacles dont la morale a tant à rougir; ne fréquentez jamais ces assemblées déshonnêtes dans lesquelles le vice trouve des apologistes, et la vertu des détracteurs. Soyez fermes, inébranlables, et votre conscience vous dira que vous avez choisi la meilleure part.

Il n'est pas besoin de tant insister sur la manière différente dont l'intelligence sera développée suivant les aptitudes et suivant la position sociale de chacun.

Les enfants de la classe ouvrière devront, après avoir appris leur catéchisme et s'être bien pénétrés de toutes les vérités qu'il renferme, profiter des leçons que leurs maîtres leur donneront, c'est-à-dire apprendre à parler aussi correctement que possible leur langue, à lire, à écrire, à calculer, comme nous l'avons déjà recommandé dans la causerie précédente.

Vous tous auxquels nous nous adressons, soyez bien persuadés de la vérité des assertions que nous venons d'émettre, et dans votre intérêt faites tous vos efforts pour vous récréer et pour vous délasser de vos rudes travaux manuels en voulivrant à quelques bonnes lectures. Ne ressemblez pas à ces pauvres ouvriers dans la maison desquels on ne trouve que quelques mauvais almanachs, et pas un seul bon livre, à moins que ce ne soient les petits volumes donnés en prix à leurs enfants. Si vous ne lisiez pas, si vous ne vous distrayiez pas lorsque l'heure du repos a sonné, que feriez-vous? Comment emploieriez-vous le temps que vous ne pouvez consacrer au travail? Vous vivriez dans le désœuvrement, ou bien vous iriez avec quelques-uns de vos voisins passer de longues heures au cabaret... Que fait-on dans ce vilain lieu? On y respire un air empoisonné qui a la plus funeste influence sur la santé; on y joue, on y fume, on y boit, on y lit de mauvais journaux, écrits par des hommes pervers, qui ont intérêt à tromper le peuple en flattant ses passions, ses instincts mauvais, etc.; et l'honnête ouvrier, croyant vraies les lignes qu'il dévore, et ne pouvant se figurer qu'on mente aussi effrontément et qu'on dénature ainsi les faits, se forge une idée fausse des événements, de leurs causes et de leurs conséquences.

Certes, dût-on nous anathématiser, nous dirons qu'il eût mille fois mieux valu laisser aux ouvriers l'ignorance en partage, que de les livrer à l'exploitation de ces abominables écrivains, qui consacrent et prostituent leur talent à la défense des plus mauvaises causes, qui soutiennent les doctrines les plus fausses, qui font l'apologie des crimes les plus infâmes, et qui enfin déversent leur poison dans le cœur de la classe laborieuse!... Quelle digue opposer à l'effroyable torrent des mauvais livres? torrent qui déborde, qui inonde même jusqu'à nos campagnes... En veut-on la preuve? Eh bien, actuellement vous rencontrerez lisant les jeunes filles commises à la garde des bestiaux ou des troupeaux... Autrefois elles profitaient du moment qu'elles allaient aux champs pour raccommoder leurs effets : aujourd'hui elles lisent, non, elles dévorent... savez-vous quoi? l'*Écho des Feuilletons!* Nous parlons *de visu.*

Certaines associations de bienfaisance, et entre autres la société de Saint-Vincent-de-Paul, ont essayé de lutter contre le déluge des mauvais livres, et elles ont répandu dans bien des maisons une petite publication à très-bon marché intitulée *les Petites Lectures*. C'est une œuvre qui ne peut que produire de bons fruits, pourvu qu'on la fasse circuler de mains en mains.

Les enfants de la classe aisée passeront une partie de leur jeunesse dans les pensions ou dans les lycées, et jusqu'à l'âge de seize à dix-huit ans ils seront astreints à l'étude de la langue française, du grec, du latin, de l'anglais, de l'allemand, de l'italien, de l'espagnol, des mathématiques, de la physique, de la chimie, de l'histoire naturelle, etc., et de certains arts d'agrément. En un mot, ils seront mis à même d'assimiler la masse des connaissances variées qu'on leur aura présentées. S'ils ont profité de leur temps d'études, et s'ils ont employé fructueusement les années qu'ils ont passées au lycée, ils pourront espérer arriver plus tard à une position éminente dans la profession ou dans la carrière qu'ils auront embrassée. Mais une fois qu'ils auront franchi le seuil du lycée, que la mauvaise littérature dont la France est inondée ne vienne jamais servir d'aliment à leur intelligence!... Que les hommes immoraux et pervers, qui ont pris à tâche de corrompre la jeunesse en l'attirant par des promesses fallacieuses, soient repoussés par eux avec une grande énergie, avec une profonde indignation! Que les écrivains de romans, de nouvelles ou d'histoires où le scandale est à l'ordre du jour, soient délaissés par eux; mais que, pour se retremper un peu, et pour se délasser de leurs lectures abstraites et sérieuses, ils lisent les œuvres de nos grands littérateurs, de nos profonds philosophes, de nos historiens, de nos orateurs sacrés, etc...; que les annales des découvertes anciennes et modernes soient avidement recherchées par eux; que l'histoire et la géographie de tous les peuples les occupent également. Il y a tant et tant de sujets d'études attrayantes pour celui qui veut étudier! Mais qu'ils fuient toujours, tant qu'ils seront jeunes, le danger des mauvaises lectures, danger contre lequel on ne saurait trop les prémunir; car s'ils s'y laissaient entraîner, ils ne pourraient plus que très-difficilement s'arrêter sur cette pente glissante.

Hommes, ils auront de sérieuses occupations, les devoirs

et les exigences de leur profession; ils auront à étudier sans relâche, à travailler sans cesse, s'ils veulent rester au courant de la science..., et alors ils auront fort peu de temps à consacrer aux lectures dangereuses.

Ce que nous disons aux hommes, nous l'adresserons à bien plus forte raison aux femmes. La lecture des romans s'est infiltrée dans le sein de certaines familles, et il nous est arrivé de rencontrer des jeunes filles de seize à vingt ans qui avaient déjà lu avec une fébrile ardeur tous les plus mauvais ouvrages de nos plus mauvais écrivains. Pâles, rêveuses, inquiètes, maladives, ces jeunes filles n'avaient plus le sourire sur les lèvres; la fleur de leur jeunesse était flétrie; la folle gaieté de leur âge s'était évanouie : elles rêvaient à leurs héros de romans, et, quand elles ne rencontraient pas dans le monde réel l'imaginaire modèle qu'on leur avait dépeint, elles tombaient dans une affreuse mélancolie, et allaient par le *suicide* terminer une existence qui à dix-huit ans leur était déjà devenue insupportable, parce qu'elles avaient été bercées d'illusions riantes, et qu'elles ne récoltaient que l'amertume et la déception. Pauvres jeunes filles!... Misérables auteurs!...

Oh! s'il était permis de citer ici des noms propres, nous vous montrerions combien de pauvres et honnêtes familles d'artisans, et combien aussi de grandes et illustres maisons ont eu de ces morts violentes à déplorer par suite de la lecture de ces infâmes ouvrages.

Il ne faudrait pas croire que la lecture des romans conduit toujours et inévitablement au suicide, ce serait une erreur; mais elle détermine souvent l'explosion d'une terrible maladie, la *folie*. Nous avons plusieurs fois été témoin de cas de manie furieuse ayant éclaté dans un âge bien tendre chez de malheureuses jeunes filles qui avaient ajouté foi à toutes les promesses menteuses renfermées dans ces livres. Voici un de ces faits. Nous tairons les noms réels.

Mlle Ida de X..., appartenant à une très-ancienne, très-opulente et très-noble famille habitant un des départements du centre de la France, avait, jusqu'à l'âge de seize ans, été élevée dans une maison religieuse, et y avait reçu une très-brillante éducation. C'était une charmante jeune fille, blonde, svelte, distinguée, qui promettait de devenir une femme extrêmement remarquable autant par les grâces du corps que par les qualités de l'esprit. Rentrée au sein de sa famille, elle se trouva brusquement plongée dans un milieu qui n'était plus celui où elle avait passé les premières années de sa jeunesse. Il n'y avait dans la maison paternelle aucune croyance religieuse, et partant aucune observance des commandements de Dieu ni de l'Église. Ida se trouva tout à coup entièrement indépendante, entièrement livrée à elle-même; car ni son père, ni sa mère, ni ses frères, ni sa sœur, ne contrôlaient ses actes; elle avait donc pleine et entière liberté. Elle passa une année de la sorte sans que rien d'extraordinaire lui arrivât : elle négligea seulement de remplir aussi exactement qu'à la pension ses devoirs religieux. Un de ses frères, brillant officier d'état-major, vint passer quelque temps chez son père; il lisait beaucoup dans le jour; et le soir, il courait les bals, les fêtes, les concerts. Il abandonna un jour, par mégarde sans doute, dans le salon, un mauvais roman dont Ida s'empara. Elle l'emporta dans sa chambre, le lut avec avidité, le trouva intéressant. Elle prit alors goût à cette lecture, et se procura, par l'entremise de sa femme de chambre, tous les ouvrages de ce genre qui lui parurent avoir les titres les plus romanesques et les plus extravagants. Elle les dévora, et au bout d'un certain temps elle dépérit et tomba dans une exaltation extraordinaire, à laquelle on fit d'abord peu d'attention. Cet état allant cependant en augmentant, sa famille s'en préoccupa, et un médecin fut appelé. Il questionna vainement sur les causes probables de cet état si bizarre et si grave; il ne put rien savoir. Il conseilla des bains, des boissons rafraîchissantes, des promenades en voiture, de la distraction, l'habitation à la campagne, un régime sévère. On exécuta ponctuellement ses ordonnances, mais elles furent sans efficacité; la jeune Ida devint complétement folle; elle refusa de boire, de manger; elle passa le jour et la nuit à chanter, à vociférer, à crier, à prononcer les paroles les plus incohérentes. On déploya une médication plus énergique sans résultat; et le médecin, voyant éclater des accès de fureur, donna le conseil de la mettre dans une maison de santé. Les bains, les douches, la séquestration, le repos le plus complet, le raisonnement, finirent par triompher de la maladie, et la guérison fut complète après quatre mois de séjour dans cet établissement. Questionnée alors par le médecin directeur de l'asile des aliénés sur les causes de sa maladie, Ida avoua que pendant plus de dix-huit mois elle avait passé toutes les nuits à lire; qu'elle avait dévoré à peu près tous les romans publiés depuis quelques années; et que la lecture de ces mauvais livres et la fatigue qui était résultée de ces veilles si prolongées l'avaient rendue malade. La famille fut avertie : le médecin adressa, sous forme de conseils, des reproches assez sévères au père et à la mère de cette jeune fille, et leur traça une règle de conduite toute différente de celles qu'ils lui avaient fait suivre tout d'abord à sa sortie du couvent. Les parents s'occupèrent beaucoup d'Ida, ne la laissèrent jamais seule, lui procurèrent des distractions de toutes sortes, la firent voyager, et n'eurent jamais besoin de lui interdire la lecture d'aucun roman, tant elle les avait pris en horreur.

La gaieté et la fraîcheur reparurent bientôt sur ce charmant visage de dix-neuf ans; et deux années après cette jeune fille, que nous avons beaucoup connue, devenait l'épouse d'un riche gentilhomme. Si vous pouviez maintenant l'entendre parler de ces livres affreux qui déversent le poison goutte à goutte dans l'âme de la jeunesse, s'il vous était donné de l'entendre dépeindre les ravages qu'ils occasionnent, les accidents qu'ils font naître, les illusions qu'ils entretiennent, et le désespoir auquel se livrent souvent ceux qui ont vu leurs rêves renversés et à jamais détruits, par suite des idées chimériques qu'ils ont puisées dans ces lectures pernicieuses, vous seriez bien vite convaincus de la réalité de ce que nous vous disons.

Les arts d'agrément, tels que la musique, la peinture, le dessin, etc., sont les moyens les plus séduisants et les plus infaillibles pour charmer les loisirs et pour délasser des fatigues de l'étude. Quelle jouissance n'éprouve-t-on pas à entendre la voix suave et harmonieuse d'un soprano ou d'un ténor, ou bien la voix plus accentuée et plus mâle d'un excellent contralto ou d'un baryton ! Quelles délicieuses émotions ne vous cause pas le jeu d'un instrumentiste distingué ! Eh bien, si l'audition de la musique, soit vocale, soit instrumentale, a un si grand empire sur vous, que ne ressentirez-vous pas quand vous serez vous-même exécutant, et que vous étudierez pour arriver à chanter d'une manière ravissante, ou à jouer d'un instrument de la manière la plus parfaite, la plus irréprochable! Les heures fuiront alors avec rapidité, et cette étude, tout en vous captivant, vous aura charmé et intéressé.

Ce que nous disons de la musique est applicable au dessin et à la peinture. Que de jouissances ineffables vous procureront ces arts! En faisant une promenade pour vous soustraire à des préoccupations sérieuses, vous découvrez un panorama superbe, un site enchanteur, un point de vue admirable; et sur votre album vous reproduisez immédiatement ces saisissantes et pittoresques perspectives, dont l'oubli est alors devenu à tout jamais impossible pour vous.

La conversation avec des hommes aimables, instruits, bien élevés, est également un délassement bien précieux. Que de choses ne parvient-on pas à connaître, à savoir par la fréquentation fructueuse et assidue des hommes éminents! A leur contact, la mémoire se meuble, s'orne sans fatigue, et l'on n'oublie jamais ce que l'on a appris de la sorte.

Les voyages sont encore un excellent moyen de culture et en même temps de récréation intellectuelle. Les observations qu'on est amené à faire lorsqu'on parcourt le monde, afin de transmettre aux autres ce qu'on a vu, ce qu'on a remarqué, vous contraignent à voir avec fruit, à examiner avec attention; et votre intelligence y gagne encore considérablement. N'avez-vous pas été à même de constater mainte et mainte fois l'entrain des voyageurs, leur facilité d'élocution, leur exubérance de détails, leur richesse de descriptions, etc.? Eh bien! comment ont-ils pu arriver à vous charmer ainsi, à vous intéresser de la sorte? La réponse est facile. Votre admiration a été éveillée par leur esprit cultivé, et par leurs fines et délicates observations rehaussées et enrichies par leur brillante intelligence. Il faut donc le proclamer bien haut : tous les moyens que nous venons de passer en revue sont excellents, et doivent nous mettre à même de repousser avec efficacité les mauvais livres, qui ont le double et triste privilége de tuer moralement toujours, et physiquement souvent, toutes les pauvres dupes qui se laissent prendre aux sophismes et aux décevantes erreurs étalées pompeusement et avec emphase devant leurs yeux.

Nous devons, en terminant, nous appesantir sur un point fort important, car il s'agit de poser comme un axiome que l'application trop grande et trop soutenue de l'intelligence, surtout en fait de matières très-abstraites, peut avoir les plus sérieux inconvénients. Ce travail outré, disproportionné, de l'intelligence, détermine des troubles dans les fonctions des voies digestives, de la circulation, etc... C'est ainsi que l'appétit se perd, que les digestions deviennent laborieuses, que des palpitations surviennent, que la tête se prend, et que des méningites, des apoplexies ou des ramollissements cérébraux occasionnent la mort plus ou moins rapidement.

Il faut donc entremêler les travaux de l'esprit avec les récréations intellectuelles dont nous venons de parler, et quelquefois même avec de rudes exercices corporels. Ce sont là des conditions rigoureuses et indispensables pour se bien porter.

CAUSERIE VIIIe

DES PASSIONS

De l'orgueil et des vices qu'il engendre, tels que mépris du prochain, ambition, vanité, vaine gloire, présomption, hypocrisie, opiniâtreté, désobéissance. — L'humilité est la contre-partie de l'orgueil. — De l'envie et de ses filles : la médisance, la calomnie, la haine, etc. — De la gourmandise. — De l'ivrognerie. — Des sociétés de tempérance. — De la luxure. — De l'avarice. — De la colère. — De la paresse. — Les passions dégradent et avilissent l'homme. — Elles ruinent sa santé. — Elles compromettent son intelligence. — Une passion n'existe jamais seule. — Difficulté qu'on éprouve à déraciner les passions invétérées.

Les passions ou mouvements déréglés de l'âme qui sont connus dans le catéchisme sous le nom de *péchés capitaux*, sont au nombre de sept : l'orgueil, l'envie, la gourmandise, la luxure, l'avarice, la colère, la paresse.

Toutes ces passions, lorsqu'elles ont acquis un certain degré de développement, avilissent, abrutissent et dégradent l'espèce humaine. Nous allons successivement les passer en revue, et démontrer quelle est leur pernicieuse influence.

1° DE L'ORGUEIL.

L'*orgueil* est une vaine complaisance en soi-même, par laquelle on s'attribue ce qui vient de Dieu, on méprise les autres et l'on cherche à s'élever au-dessus d'eux.

Tout le mal de l'orgueil consiste à séparer Dieu de tout le bien qui est en nous, et dont il est nécessairement le principe; il consiste à se complaire, à se glorifier en soi-même, à se contempler avec une joie secrète, à s'admirer comme si l'on était soi-même l'auteur de son être et seul artisan de son propre mérite, au lieu de rapporter toute gloire à Dieu, auteur de tout bien. L'orgueil est un des plus grands vices. « Il est, dit la sainte Écriture, la source de tous les péchés qui se commettent. » Il a été la cause de la chute des mauvais anges et du premier homme; il attaque Dieu directement en s'attribuant ce qui n'appartient qu'à Dieu; il lui dispute sa gloire, et voudrait régner à sa place.

L'orgueil s'accompagne d'une foule de vices dont les principaux sont : le *mépris du prochain,* que l'orgueilleux ne regarde et n'écoute qu'avec dédain, parce qu'il s'imagine valoir mieux que lui et lui être bien supérieur; l'*ambition,* qui est un désir immodéré de se distinguer des autres, de s'élever au-dessus d'eux, d'obtenir des places, des honneurs, des dignités; la *vanité,* qui est un désir d'occuper de soi les autres et d'obtenir leurs louanges; la *vaine gloire,* qui fait qu'on se glorifie des bonnes qualités qu'on a, et qu'on s'attribue même souvent celles que l'on n'a pas; l'*ostentation,* qui est l'affectation de faire voir aux autres les avantages qu'on possède, soit en richesses, soit en talents; la *présomption,* qui est un penchant déréglé du cœur, par lequel l'homme, d'après la bonne opinion qu'il a de lui-même, entreprend avec témérité des choses au-dessus de ses forces; l'*hypocrisie,* par laquelle, pour s'attirer l'estime des hommes, on s'efforce de paraître meilleur qu'on ne l'est véritablement; l'*opiniâtreté,* qui fait qu'on s'entête tellement dans sa manière de voir les choses, qu'on ne veut point se rendre à l'avis des autres; la *désobéissance,* qui fait qu'on ne veut dépendre d'aucune autorité, qu'on refuse de se soumettre aux avis ou aux ordres de ses supérieurs, et qu'on en vient quelquefois jusqu'à la haine, au mépris, aux injures, etc.

L'orgueil a existé de tout temps, puisqu'il n'y a qu'un moment nous disions qu'il avait été cause de la chute des anges et de celle d'Adam et d'Ève.

Cette passion se rencontre dans toutes les classes de la société. En voici quelques exemples.

L'empereur Dioclétien, après avoir triomphé des Perses, voulut qu'on l'adorât comme un dieu et qu'on le regardât comme un *frère du soleil et de la lune.* On était contraint de se prosterner devant lui, et de baiser la trace de ses pas,

Mais il ne tarda pas à expier son insatiable orgueil. Son corps se couvrit des plaies les plus hideuses, les plus repoussantes; et, après avoir langui dans l'obscurité et la misère, méprisé, maltraité, repoussé de tous, il se laissa mourir de faim le 3 décembre 312.

Guillaume, évêque de Lyon, raconte que le supérieur d'un couvent fut un jour appelé près d'un ermite qui se mourait, afin de lui administrer les derniers sacrements. L'abbé prit pour compagnon de voyage un des frères du couvent, qui était la discrétion même. Pendant qu'ils passaient dans une forêt, un voleur se joignit à eux, et les accompagna jusqu'à la solitude du moribond. Arrivés là, le voleur resta à la porte, comme s'il se fût jugé indigne de pénétrer dans la demeure d'un si saint homme. Dès que le malade eut reçu tous les secours et toutes les consolations de la religion, le voleur, jetant un regard furtif dans la grotte, s'écria avec l'accent d'une douleur profonde : « Oh! si seulement il m'était donné d'être dans le même état que toi ! »

L'ermite ne put s'empêcher de sourire avec un air de complaisance et d'orgueil, puis il répondit : « Ah ! sans doute, à un pécheur tel que toi il ne siérait pas mal de me ressembler!... » A ces paroles inconvenantes de l'ermite, le frère poussa un profond soupir et pleura amèrement. L'abbé et le frère se remirent en route. Après quelques instants, ils virent le voleur courir après eux en s'écriant : « Saint homme, je veux aussi me confesser; hélas! ayez pitié d'un pauvre pécheur; je veux faire pénitence, je désire sincèrement me convertir. » L'abbé, redoutant quelque ruse, accéléra le pas, afin d'échapper au voleur. Mais celui-ci redoubla de vitesse en ne cessant de crier : « Hélas! ayez pitié de moi! Miséricorde! » Et au même instant il tomba, et sa tête heurta si violemment contre un quartier de rocher, qu'il fut tué sur le coup. A cette vue, le frère manifesta hautement sa joie. Cette conduite parut si étrange à l'abbé, qu'il ne put s'empêcher de lui demander pourquoi, après avoir versé des larmes auprès de l'ermite mourant, il se réjouissait de la mort de ce brigand. Le frère lui répondit alors : « Lorsque j'ai entendu l'ermite dire avec orgueil au voleur : *Ah ! sans doute, à un pécheur tel que toi il ne siérait pas mal de me ressembler*, j'ai versé des larmes en pensant qu'un homme d'une piété si éminente se privait ainsi du mérite de toutes ses bonnes œuvres ; je me suis, au contraire, réjoui de la mort du voleur, parce que sa conduite pleine d'humilité vis-à-vis de l'ermite, et son désir ardent de se confesser, me font présumer que Jésus-Christ l'a admis dans son paradis, comme il reçut autrefois le bon larron. »

Dans toutes les professions il se rencontre des orgueilleux. Un ouvrier habile et intelligent, qui gagne un salaire beaucoup plus considérable que celui de ses camarades, se laisse aller souvent à des pensées d'orgueil, de vanité, de suffisance.

Le cultivateur a un autre genre d'orgueil. Il est fier de ses propriétés non grevées d'hypothèques et qu'il a payées *écus sonnants ;* il est fier de ses nombreuses têtes de bétail, du bon état de ses terres, de sa santé et de celle de toute sa famille, dont le sang est pur ; il est fier de sa force physique ; il est fier de son entente des affaires agricoles ; il est fier de ses ventes, de ses marchés, etc.

L'orgueil se rencontre à tous les âges, et même très-souvent dans la plus tendre enfance. Ne voit-on pas tous les jours dans les promenades de petits enfants vêtus avec luxe, avec recherche, regarder d'un air de mépris et de dédain de pauvres petites créatures dont les vêtements en loques et en lambeaux attestent l'indigence et la pauvreté ? Mais à côté de ces méchants enfants orgueilleux, il y en a beaucoup d'autres qui se disent : Qu'ai-je fait pour être mieux mis que ces petits mendiants, qui n'ont même pas du pain noir à manger, tandis qu'on me gorge de friandises et de gâteaux ? Qu'ai-je fait pour être plus heureux qu'eux ? Rien, ô mon Dieu ! Seulement vous l'avez voulu ainsi ; mais je veux, autant que cela est en mon pouvoir, leur venir en aide, et leur donner et mes bonbons et mes sucreries, ainsi que tout l'argent que j'ai à ma disposition.

Heureux enfants qui ont chassé l'orgueil de leur cœur ! Dieu leur rendra au centuple le bien qu'ils auront fait.

Le correctif de l'orgueil, c'est l'*humilité*. En voici un trait bien frappant.

Saint François Caracciolo, fondateur des Clercs réguliers mineurs, après avoir passé plusieurs années en Espagne, revint pour quelques jours à Villa-Santa-Maria, lieu de sa naissance. Dès que les habitants l'eurent reconnu, ils accoururent en foule, lui prodiguant toutes les marques de la vénération la plus profonde. Son humilité en fut alarmée; il s'arrêta sur la grande place de la ville, s'agenouilla à terre, tira de sa poche un crucifix, et le montrant à ceux qui l'environnaient : « C'est à cette image sainte, mes frères, leur dit-il, que vous devriez rendre vos hommages, et non à un misérable pécheur comme moi, qui ne suis revenu parmi vous qu'afin de réparer les scandales que je vous ai donnés dans ma jeunesse. Retirez-vous, et ne me privez pas des fruits de la pénitence que je veux faire de mes fautes passées. Perdez-en le souvenir, et rappelez-vous qu'il n'est point d'homme qui se puisse dire juste en cette vie, surtout lorsqu'il se sent déchiré de remords pour les crimes qu'il a commis autrefois. » Après cet acte de sublime vertu, il alla se cacher dans un lieu retiré, et le lendemain il partit secrètement pour Naples.

2° DE L'ENVIE.

L'*envie* est une tristesse volontaire que l'homme ressent des avantages obtenus ou remportés par son semblable, un chagrin de le voir prospérer, de l'entendre louer, chagrin qui le porte à désirer qu'il soit privé, dépouillé de cette fortune, de cette dignité, de cet esprit, etc., qui lui attire des louanges; chagrin qui fait place à la joie la plus vive, si son semblable vient à éprouver quelque peine, quelque malheur.

Quelle affreuse passion que l'envie! Elle est pour celui qui en est atteint un sujet incessant de trouble et d'ennui. Un homme envieux est un homme bien malheureux; *il n'est jamais content de son sort;* il envisage tous ceux qui sont au-dessus de lui par la position sociale, par la naissance, par le talent, etc., et il se consume en regrets de ne pouvoir sinon les dépasser, du moins les égaler.

Les compagnes obligées de l'envie sont : la *médisance*, la *calomnie*, la *haine*, et quelquefois même l'*homicide*.

L'envie est donc un des plus grands fléaux de la société. Elle se rencontre aussi bien chez le riche que chez le pauvre, chez l'ouvrier des villes que chez l'ouvrier des campagnes, chez le vieillard que chez l'adulte, et même que chez l'enfant.

N'est-ce pas l'envie qui arma le bras fratricide de Caïn?

Les frères de Joseph, mus par un sentiment de jalousie, furent sur le point de le massacrer, et le vendirent à des Ismaélites qui l'emmenèrent captif en Égypte.

A la cour d'un roi de Sicile vivaient deux grands seigneurs, dont l'un était un envieux, et l'autre un avare. Tous deux étaient parfaitement connus sous ce double rapport. Le roi, voulant un jour se divertir et donner un exemple à sa cour, les fit appeler, et, après avoir fait l'éloge de leurs mérites, il leur déclara qu'il voulait les récompenser en leur accordant tout ce qu'ils souhaitaient : toutefois il leur fit remarquer que celui qui aurait présenté le premier sa demande ne recevrait qu'une fois ce qu'il désirerait, tandis que le second l'obtiendrait doublement. Les deux gentilshommes gardèrent longtemps le silence; aucun d'eux ne voulait commencer. L'avare se disait en lui-même : Si je parle le premier, je recevrai moins que l'autre, car alors on lui donnera deux fois autant qu'à moi. De son côté, l'envieux pensait intérieurement : Jamais je ne pourrais souffrir que cet avare fût le mieux récompensé. Je préfère ne rien recevoir que d'être cause par ma propre faute qu'il obtienne le double de ce qui me serait octroyé. Comme le roi avait vainement attendu leur réponse pendant un temps assez long, il décida que ce serait l'envieux qui exprimerait le premier son désir. La chose était difficile, très-difficile même. Quelle faveur pourrais-je solliciter, se demandait-il à lui-même, et quel moyen inventer pour que cet avare que je déteste n'obtienne pas plus que moi? Si je demande un cheval, il en demandera deux; si je désire un château, il en recevra également deux. Non, mille fois non! je ne saurais le supporter. Je préfère demander un châtiment, afin qu'il soit obligé de le subir doublement. Après mûre réflexion, il prit la parole et dit : « Sire, je demande qu'on me crève, à moi, un œil, et à M. le comte de R... les deux yeux. » A ces paroles, toute l'assemblée partit d'un bruyant éclat de rire; on couvrit de sarcasmes et de railleries l'envieux, qui en fut quitte pour avoir révélé devant toute la cour l'ignoble passion qui régnait dans son cœur.

Les ouvriers, accablés par des travaux souvent excessivement rudes, exposés à toutes les intempéries des saisons, éprouvent parfois un profond sentiment d'envie en voyant passer un brillant équipage, dont les chevaux fringants font au loin voler la poussière; ils regrettent alors de ne pas être nés dans une position élevée, dans une classe privilégiée, afin de vivre dans le calme et dans l'oisiveté, et de ne pas être obligés de supporter l'étouffante chaleur des longues journées d'été ou le froid brumeux de l'hiver. Ils murmurent contre la Providence, demandent ce que ces bourgeois, ces riches, ces nobles ont fait au bon Dieu de plus qu'eux, pour naître si heureux... Et cependant, on peut le dire en toute assurance, les ouvriers sont bien souvent plus heureux que les nobles ou que les riches dont ils envient la position. S'ils connaissaient toutes les angoisses, toutes les perplexités, tous les ennuis que les gens du monde abritent sous les lambris dorés, et dérobent sous leurs vêtements de velours ou de soie, ils se prendraient à remercier de leur sort Dieu, qui a si bien fait tout ce qu'il a fait.

Nous avons hâte de dire que cette envie-là est fugitive, se traduit par quelques quolibets, par quelques jurons, par quelques apostrophes, et au bout d'un instant il n'en reste pas de traces. Mais il n'en est pas de même pour ce qui est de l'envie prenant naissance dans la prospérité d'un voisin ou d'un rival. Et les journaux nous montrent parfois, au lieu de mœurs que l'on croit et que l'on dit si douces dans les campagnes, des actes de sauvagerie ou de férocité suscités par l'envie ou par la jalousie.

« A un concours régional, un tel l'a emporté sur moi; il « a eu le premier prix, je le méritais; il a intrigué, c'est une « injustice, je me vengerai. » Et la vengeance arrive prompte et terrible. Un guet-apens est dressé, le rival heureux doit passer le soir dans un chemin désert, on s'embusque derrière une haie, derrière un arbre, et lorsqu'on a reconnu son ennemi, on décharge sur lui un fusil, et la pauvre victime de l'envie tombe inanimée, baignée dans son sang.

Plusieurs faits de ce genre, hideux à raconter, ont été observés dans certaines contrées de la France.

D'autres fois, l'envie ne se traduit pas par l'homicide, mais par le suicide. Tel fermier ou tel cultivateur qui n'aura pas réussi aussi bien que tel autre, soit dans l'élève des bestiaux, soit dans des produits agricoles, en concevra un fonds de chagrin si considérable, qu'il deviendra triste, mélancolique, qu'il perdra l'appétit, le sommeil, donnera des signes de folie et se suicidera. Nous connaissons bien des exemples de folie ou de suicide dus à cette cause, l'envie!

Et cependant ne faut-il pas que de tout temps il y ait inégalité dans les positions? Les utopistes qui ont rêvé l'égalité, et qui ont eu le tort immense de la promettre aux hommes peu éclairés, auraient-ils pu la mettre en pratique pendant un seul jour, pendant une seule heure? Quoi! ferez-vous labourer, ensemencer, moissonner, faucher, un homme de cabinet, un mathématicien, un poëte? et ferez-vous faire de la littérature, des mathématiques, de la poésie à un maçon, à un cultivateur? Il y a eu de tout temps des pauvres et des riches, il y en aura toujours; il y a eu de tout temps des hommes se livrant aux travaux de l'esprit et des hommes se livrant à des travaux manuels, il y en aura toujours; il y a eu de tout temps des hommes qui ont commandé et des hommes qui ont obéi, il y en aura toujours; il y a eu de tout temps des gens heureux et des gens malheureux, il y en aura toujours; il y a eu de tout temps des hommes vigoureux et des hommes chétifs, il y en aura toujours, etc. Dieu l'a ainsi voulu. Inclinons-nous donc devant sa souveraine décision. Ne soyons jamais ni jaloux ni envieux de nos semblables : tâchons de les égaler et même de les surpasser en qualités, en vertus... Cette envie-là est noble et permise, et produira toujours d'excellents résultats. Mais quant à l'envie basse et sordide pouvant mener au crime, qu'elle ne souille jamais la conscience des habitants des villes ou des campagnes.

On ne doit jamais oublier de punir sévèrement les enfants envieux et jaloux. L'envie est un vice très-commun dans l'enfance; et tous ceux qui s'occupent de l'éducation de la jeunesse doivent s'efforcer de l'extirper des cœurs qui leur sont confiés.

3° DE LA GOURMANDISE.

La *gourmandise* est cette passion qui pousse l'homme *à faire un dieu de son ventre*, c'est-à-dire à boire et à manger avec excès jusqu'à se rendre malade.

Quand l'homme se livre aux excès alcooliques et s'enivre soit avec du vin, soit avec du cidre, soit avec de l'eau-de-vie, soit avec d'autres liqueurs, cette hideuse passion prend le nom d'*ivrognerie*.

Rien n'est si commun aujourd'hui que les gourmands et les ivrognes, et l'on peut affirmer, sans crainte d'être démenti, que la gourmandise et l'ivrognerie ont le pas sur toutes les autres passions.

La gourmandise connue sous le nom de *bonne chère*, de *friandise*, de *raffinements culinaires*, n'est guère connue que des gens riches, que de la classe aisée. Seuls les riches peuvent satisfaire tous les caprices et toutes les exigences de leur sensualité; car rien n'est coûteux, rien n'est ruineux comme le goût de la table. Que de grandes fortunes solidement établies ont été promptement dissipées par suite de dépenses exagérées, folles, auxquelles a donné lieu l'amour de la bonne chère!

Cette recherche exquise dans la qualité et dans la délicatesse des mets ne nuit pas seulement à la bourse, elle a encore une influence désastreuse sur la santé; et l'on voit en général tous les gourmands atteints de maladies plus ou moins graves, plus ou moins sérieuses, pour lesquelles ils sont obligés d'invoquer très-fréquemment les secours de la médecine. Celui-ci sera atteint de la goutte, celui-là de souffrances d'estomac, cet autre de troubles du côté de la tête, etc.

La sobriété est un brevet de bonne santé, la gourmandise est le passe-partout de toutes les infirmités.

Dans la classe ouvrière, et principalement dans celle des cultivateurs, on ne connaît pas les raffinements de la bonne chère, et on n'estime pas autant la qualité que la quantité. Il y a cependant certaines exceptions, et M. le docteur Rouget, d'Arbois, signale que dans le département du Jura les ouvriers des campagnes se montrent pour la nourriture qu'on leur sert d'une exigence telle, que leurs maîtres mangent leurs restes par gourmandise. Dans plusieurs autres contrées de la France, cette passion se traduit par une voracité dont on a surtout la preuve lorsque ces ouvriers, soit de la ville, soit de la campagne, sont invités à manger en dehors de chez eux. Leur sert-on un mets à leur convenance, quelque copieux qu'il soit, ils l'absorberont en entier; et, chose curieuse, ils laisseront seulement un simple petit morceau, une bouchée dans le plat, afin de témoigner qu'ils en ont eu assez et qu'ils sont satisfaits. Qui n'a assisté à une noce de campagne, et qui alors n'a pu juger la capacité de quelques-uns de ces appétits? Il y a peut-être encore quelque chose de plus effrayant, c'est de voir les paysans manger lorsqu'ils font les vendanges chez les bourgeois. Hommes et femmes, filles et garçons font une telle bombance, qu'ils sont souvent malades pendant la nuit et ont des indigestions; ce qui ne les empêche pas de recommencer le lendemain le même genre de vie, et d'engloutir autant d'aliments que leur estomac en peut contenir. Ce n'est pas la qualité des mets qui leur convient, qui les flatte, dans nos départements du moins, c'est la quantité... Cette assertion, qui s'applique à quelques hommes seulement, et que nous ne voulons pas, Dieu nous en garde, généraliser, est vraie, et nous ne craignons pas de démenti sur ce point, parce que nous ne parlons que de ce que nous avons vu.

La gourmandise telle que nous la dépeignons est une passion dégoûtante, ignoble, qui ravale l'homme au-dessous de la brute. On peut jusqu'à un certain point tolérer l'amour de la table, de la bonne chère, des friandises; mais manger gloutonnement jusqu'à se rendre malade est une faute essentiellement grave et répréhensible qu'on ne saurait trop flétrir.

La gourmandise sous forme de voracité, de gloutonnerie, amoindrit l'esprit et affaiblit l'intelligence : elle est une source d'infirmités ou de maladies très-nombreuses et très-sérieuses, et de plus elle est ruineuse ; non pas seulement parce que l'individu peut se livrer à de grandes dépenses pour satisfaire sa passion gloutonne et vorace, mais parce que la conséquence de la gourmandise c'est la paresse, c'est l'oisiveté, c'est la nonchalance, c'est l'apathie. A-t-on jamais vu un ouvrier gourmand être un ouvrier actif ?

L'hygiène prescrit la tempérance : pour vivre longtemps et en bonne santé il faut être sobre, il faut être tempérant. Qu'on se le dise !

Est-il besoin de faire une mention spéciale de l'ivrognerie ?

Nous reconnaissons tout de suite et avec bonheur que les habitants de la campagne et beaucoup d'honnêtes et sages ouvriers sont généralement peu enclins à cette passion ; mais, comme ce petit livre peut tomber en d'autres mains que les leurs, il est bon d'en dire quelques mots. Qui ne sait dans quel état d'abrutissement tombent les ivrognes, quel que soit le liquide avec lequel ils s'enivrent, vin, bière, cidre, eau-de-vie, liqueurs ?

On trouve dans un manuscrit arabe une peinture originale des funestes effets du vin pris avec excès. « Lorsque la vigne a été plantée, Satan vint l'arroser avec le sang d'un paon ; lorsqu'elle poussa des feuilles, il l'arrosa du sang d'un singe ; lorsque les grappes parurent, il l'arrosa du sang d'un lion, et lorsque le raisin fut mûr, il l'arrosa du sang d'un pourceau. La vigne, abreuvée du sang de ces quatre animaux, en a pris les différents caractères. Ainsi, au premier verre de vin, le sang du buveur devient plus animé, sa vivacité plus grande, ses couleurs plus vermeilles ; dans cet état, il a l'éclat du paon. Les fumées de cette liqueur commencent-elles à lui monter à la tête, il est gai, il saute, il gambade comme le singe. L'ivresse le saisit-elle, il est un lion furieux. Est-elle à son comble, semblable au pourceau, il tombe, se vautre à terre, s'étend et dort. »

L'ivrognerie fait perdre l'intelligence, la raison, et expose l'homme aux excès les plus coupables, aux crimes les plus grands. Est-ce que l'histoire et les journaux ne fourmillent pas de faits attestant les malheurs ou les crimes sans nombre déterminés par des gens en état d'ivresse? Nous n'en citerons qu'un exemple.

Venceslas, roi de Bohême, avait la passion de l'ivrognerie. Un jour qu'il était ivre, on lui servit une volaille mal rôtie; il en fut tellement courroucé, qu'il donna l'ordre barbare de faire mettre son cuisinier à la broche et de le faire rôtir.

L'ivrogne, a dit avec justesse le docteur Jules Lebèle, *n'est plus un homme, et c'est moins qu'une bête!*

A combien de maladies l'ivrogne n'est-il pas sujet? De combien d'accidents ne peut-il pas être victime?

Puis de quelle immoralité n'est pas l'ivrognerie? A quels vices ne conduit-elle pas? L'ivrogne hante le cabaret; il y dépense en folles orgies l'argent qu'il a eu bien de la peine à gagner pendant toute sa semaine, et qui devait servir à payer ou son loyer, ou son boulanger, ou les autres dettes qu'il pouvait avoir contractées. En quelques heures il dépense à régaler ses amis, des ivrognes comme lui, toute sa paie; il rentre à son domicile dans un état d'ivresse complet, après avoir gaspillé son argent. Sa femme et ses petits enfants sont à demi nus, grelottants, mourant de faim (ils n'ont ni pain, ni bois, ni vêtements, ni de quoi en acheter). Ils lui demandent en pleurant, en sanglotant, de quoi assouvir leur faim, de quoi réchauffer leurs membres engourdis et glacés par le froid... et lui, le misérable, ne craint pas de se livrer sur ces malheureux êtres à des sévices graves pour faire taire leurs voix plaintives, leurs voix accusatrices, qui viennent troubler sa conscience et la bourreler de remords!

Songez-y donc, l'ivrognerie est une passion dégoûtante!... Veillez avec un soin scrupuleux à ne jamais vous y laisser entraîner, et faites en sorte que vos enfants profitent des bons exemples que vous leur aurez donnés. Mais si, négligeant nos sages préceptes, vous contractez cette hideuse passion, vos fils marcheront sur vos traces, vous dépasseront peut-être en orgies, et vous n'aurez pas même une observation à leur adresser, un reproche à formuler contre eux, car ce sera votre ouvrage...

Vous entendez dire parfois : Cet homme s'est adonné à l'ivrognerie, parce qu'il a eu de grands malheurs à déplorer, malheurs domestiques, revers de fortune, etc. Quelles que soient les adversités et les douleurs qui viennent fondre sur un homme, il n'a pas le droit de sacrifier, de perdre, de ruiner avec sa santé son intelligence, cette noble faculté que Dieu lui a concédée, et de s'avilir *jusqu'à noyer son chagrin dans le vin*. N'y a-t-il pas à sa disposition un homme toujours prêt à le consoler, toujours prompt à lui venir en aide? Cet homme, vous l'avez tous nommé, c'est le prêtre. Le prêtre, ministre de la religion, a des paroles pour toutes les infortunes, pour toutes les peines, quelque poignantes qu'elles soient. Que l'homme abîmé dans sa douleur aille donc trouver un prêtre, qu'il lui ouvre son cœur, qu'il écoute ses avis, qu'il mette en pratique les moyens qu'il lui indiquera pour rappeler la sérénité et le calme dans son âme, et il puisera la force de se retremper et de se fortifier contre ses malheurs, et il sortira vainqueur de ces terribles épreuves; tandis qu'au cabaret il s'avilira, se dégradera, et son avilissement aura bientôt une fin qui viendra couronner toute cette vie ignominieuse, une fin misérable, abjecte, le *suicide* peut-être, digne de la réprobation de tous les gens de bien!...

Que les ouvriers se gardent bien de se livrer à ces actes ignobles et inouïs d'intempérance, toujours cause de la mort de ceux qui s'y laissent aller : nous voulons parler de ces sortes de bravades que quelques hommes plus qu'imprudents font au cabaret, alors que leur tête est déjà échauffée par les fumées du vin... Ils parlent de boire d'un seul trait un litre d'eau-de-vie... Ils gagnent toujours leur pari; mais au bout de quelques jours, et parfois de quelques heures, ils succombent inévitablement, après avoir enduré les plus atroces souffrances.

On a cherché à arrêter la funeste extension de l'usage des alcooliques, et c'est pour cela que les sociétés de tempérance ont été instituées. Établies d'abord dans quelques localités des États-Unis, elles furent importées en Angleterre en 1829. Le but des sociétés de tempérance est de chercher à détruire l'ivrognerie, et surtout l'abus de l'eau-de-vie, par l'exemple que donnent les membres de ces sociétés et leurs familles, en même temps qu'elles répandent dans les classes laborieuses des idées plus précises et plus justes sur les effets fâcheux des alcooliques.

L'Angleterre, l'Écosse et l'Irlande comptent huit cent cinquante sociétés de tempérance, auxquelles ont adhéré un million six cent quarante mille membres.

Dans l'Amérique du Sud, il y a également de nombreux adhérents aux sociétés de tempérance.

En Allemagne, on compte environ quinze cents sociétés de tempérance et treize cent mille adhérents.

La Suède et la Norwége possèdent cinq cent dix sociétés de tempérance, et cent vingt mille personnes en font partie.

La France, la Russie, la Prusse, l'Autriche et l'Italie n'ont pas de ces sortes de sociétés.

Il est prouvé que dans la Grande-Bretagne sept mille personnes périssent chaque année à la suite d'accidents occasionnés par l'ivrognerie, et que cent dix millions de livres sterling (la livre sterling vaut vingt-cinq francs) sont dissipés en boissons, dans le même espace de temps, par les classes ouvrières.

Mais, à défaut de sociétés de tempérance, ne pourrait-on pas prendre, dans chaque commune de France, un arrêté municipal indiquant, comme l'a fait M. le maire de Tours et comme l'a depuis indiqué Son Excellence M. le ministre de l'intérieur, que tout individu qui sera trouvé sur la voie publique, dans les débits de boissons ou autres lieux publics, en un état d'ivresse de nature à occasionner du désordre ou du scandale, et présentant un danger pour lui-même ou pour autrui, sera immédiatement arrêté et mis en lieu sûr?

Le contrevenant sera, de plus, traduit devant le tribunal de simple police.

Tout individu assisté par un bureau de bienfaisance, et qui aura été l'objet de poursuites pour cause d'ivresse, sera rayé de la liste des indigents à secourir.

Les débitants de boissons seront formellement et expressément avertis que, s'ils donnent à boire aux gens ivres, s'ils les reçoivent même, ou s'ils favorisent l'ivresse en poussant à la consommation des boissons, ils seront traduits devant le tribunal de simple police, et de plus, l'autorité n'hésitera pas à faire fermer leurs établissements.

Il y a en France un grand nombre d'associations de bienfaisance, d'associations de secours mutuels, etc.; ne pourrait-on pas exiger que dans les statuts il y eût un article spécial mentionnant que tout membre qui aurait été trouvé en état d'ivresse sur la voie publique cesserait de droit de faire partie de la société, et par conséquent d'être secouru par elle? Ce dernier moyen serait peut-être d'une grande efficacité.

4° DE LA LUXURE.

Qui ne sait les ravages que cette passion fait et chez les enfants et chez les adultes appartenant à toutes les classes de la société? Qui ne sait quelles en sont les terribles conséquences?

Un éminent orateur que la mort vient de frapper, le très-révérend père Lacordaire, dans un sermon qu'il prêcha à Notre-Dame de Paris, en 1844, s'exprimait ainsi : « La *luxure* use sans fruit nos plus précieux organes, dévore sans but nos plus admirables facultés. N'avez-vous pas rencontré de ces hommes qui, à la fleur de l'âge, à peine honorés des signes de la virilité, portent déjà les flétrissures du temps; qui, dégénérés avant d'avoir atteint la naissance totale de l'être, le front chargé de rides précoces, les yeux vagues et caves, les lèvres impuissantes à peindre la bonté, traînent sous un soleil tout jeune une existence caduque? Qui a fait ces cadavres? qui a touché cet enfant? qui lui a ôté la fraîcheur de ses années? qui a mis sur sa face des signes honteux? N'est-ce pas ce sens ennemi de la vie des hommes? Victime de sa dépravation, le malheureux a vécu solitaire, il n'a aspiré qu'à des secousses égoïstes, qu'à ces effroyables pulsations que l'homme et le Ciel se détournent pour ne pas voir; et le voilà! Il s'en va, pris du vin de la mort et d'un pied méprisé, porter son corps au tombeau, où ses vices dormiront avec lui et déshonoreront sa cendre jusqu'au dernier des jours. »

Il n'y a rien à ajouter à cette saisissante peinture, vraie de tous points. La luxure amène une vieillesse prématurée; elle produit un affaiblissement des organes et de l'intelligence; elle détermine en un temps généralement très-court la consomption et la mort!... Oui, ne l'oubliez jamais, enfants, la mort!

5° DE L'AVARICE.

L'*avarice* est un amour déréglé de l'argent et des richesses, qui pousse celui qui est dominé par cette affreuse passion à entasser or sur or, afin de jouir seul et en cachette de la contemplation de son trésor, tout en se refusant à lui-même et à plus forte raison aux autres le strict nécessaire.

Rien de repoussant, rien de méprisable comme l'avare! Aucuns sentiments généreux n'ont accès dans son cœur; il repousse, il rejette la pensée de faire du bien à ses semblables, et aucune infortune ne peut trouver grâce devant lui.

Cette passion, qui est un objet d'horreur pour tout le monde, se rencontre dans toutes les classes de la société, car le pauvre est accessible à l'avarice comme le riche.

Qui n'a entendu mille fois raconter les terribles angoisses auxquelles sont en proie les avares, dans la crainte qu'on ne surprenne l'endroit où ils ont caché leur argent, et qu'on ne vienne à le leur ravir? Qui n'a lu le récit des longues et cruelles insomnies torturant ces misérables? Qui n'a lu la saisissante et véridique description de leurs souffrances, de leur douleur, de leur chagrin, à la pensée seule qu'il faudra un jour se séparer de ces richesses si péniblement, si lentement accumulées, et qui font leur seule jouissance en ce monde, jouissance bien amère et bien peu digne d'envie, puisqu'elle est achetée au prix d'indicibles tourments?

Ainsi donc, malgré leurs coffres s'effondrant sous le poids de l'or, malgré leurs immenses et prodigieuses richesses, les avares ne sont pas heureux, car ils ont toujours lieu de redouter une catastrophe, un vol, un incendie, etc. Aussi leur vie est-elle rapidement abrégée et par les inquiétudes, et par les insomnies, et par les privations volontaires auxquelles ils s'astreignent pour ajouter à la fin de l'année des sommes d'or à celles déjà si considérables qu'ils ont entassées et soigneusement cachées.

La fin des avares est souvent tragique : les preuves ne manquent pas à l'appui de ce que nous avançons.

Un avare avait enfoui une somme considérable dans le creux d'un rocher, et en avait fermé l'entrée avec précaution. Un père de famille, désespéré à la vue de son dénûment et de celui de sa famille, se rendit à ce même endroit, portant avec lui une corde pour se pendre. Tout à coup il sentit le sol s'affaisser sous ses pieds, et tomba dans la fosse qui avait été creusée par l'avare. Après s'être remis de sa chute, il découvrit le trésor de l'avare, l'emporta comme un présent que le Ciel lui envoyait, et laissa sa corde sur le lieu où il venait de faire sa découverte. Au bout de quelque temps, l'avare alla faire une visite à son trésor; mais il ne trouva que la corde, avec laquelle il se pendit dans son désespoir.

Un ouvrier forgeron, natif de Picardie, âgé de soixante-quinze ans, s'était retiré dans les derniers jours de sa vie à Boulogne, où il vivait solitaire au fond d'un mauvais réduit, ne prenant pour nourriture, comme les ermites des premiers siècles, mais guidé par des sentiments bien différents, que de l'eau et du pain. Enfin, vers la fin de décembre de l'année 1848, comme il y avait déjà plusieurs jours qu'on n'avait vu le vieillard, les voisins en firent la déclaration à l'autorité civile. On enfonça la porte de sa chambrette, et un spectacle affreux s'offrit aux regards des assistants : le vieillard était étendu mort sur une vieille couche de paille; une pierre énorme lui servait d'oreiller. Tout son ameublement consistait en un coffre de grande dimension. On ouvrit ce coffre, et l'on y trouva pour 87,000 francs de pièces d'or et d'argent. Ce misérable était mort de faim auprès de son trésor.

Les avares ne sont regrettés de personne, et même, à leur mort, ceux auxquels ils ont laissé des sommes énormes sont les premiers à vouer leur mémoire au mépris.

Une famille toute mondaine venait de recueillir un brillant héritage qu'un oncle avare lui avait laissé. Pour célébrer la joie du triomphe, un magnifique festin avait été préparé. On ne tarde pas à parler de l'avare : chacun connaît une anecdote particulière et la raconte. Tout ce qu'il peut y avoir de plus bizarre, de plus ridicule et de plus humiliant pour la mémoire du défunt est rappelé tour à tour; on eût dit que c'était le plus cruel d'entre tous les ennemis de qui l'on avait à se venger. Chacun, avec plus d'adresse que son voisin, s'il était en son pouvoir de le faire, lançait sa flèche empoisonnée; et lorsque cette criminelle facétie fut sur le point de finir, que cette horrible comédie eut été jouée, que tous furent presque fatigués de rire, on termina le festin par un toast à la mémoire de l'oncle défunt. « Buvons, s'écrièrent-ils, buvons à la santé de l'avare! » Voilà, hommes avares, voilà le sort qui vous attend; on se rira de vous; vos héritiers, dans leur joie insolente, seront les premiers à insulter à votre mémoire sur la terre, tandis que dans une autre vie vous aurez à rendre compte à Dieu de votre infâme conduite.

Pourquoi ne pas imiter l'exemple de Saladin? Cet infidèle a donné aux avares une rude leçon en se conduisant comme il l'a fait dans les derniers moments de sa vie.

Saladin, sultan d'Égypte, frappé au lit de mort de la vanité de toutes les choses d'ici-bas, voulut donner une leçon qui pût être utile à la postérité. Il venait de conclure avec les chrétiens un traité de paix d'après les conditions duquel il retenait captif leur roi Lusignan, lorsqu'il tomba malade, à Damas, de la maladie dont il mourut. Voyant sa fin approcher, il ordonna qu'un porte-enseigne mît au haut d'une pique le linceul qui devait servir à l'envelopper après sa mort, et il voulut que, traversant ainsi toute son armée rangée en bataille, un héraut marchât devant lui pour faire entendre ces paroles : « Voilà tout ce que Saladin, vainqueur de l'Orient, emporte de toutes ses victoires! »

Nous avons cité des exemples d'avarice empruntés à toutes les classes de la société; il n'est peut-être pas inopportun de dire actuellement quelques mots d'une variante de l'avarice qu'on rencontre chez les gens de la campagne. Entasser sous sur sous, accumuler pièces d'argent sur pièces d'argent, empiler or sur or, afin d'acheter une pièce de terre, un morceau de vigne ou une parcelle de pré, telle est la ligne de conduite de la plupart des paysans; là-dessus nous ne craignons pas de démenti. Aussi engagent-ils souvent leur conscience, affaiblissent-ils leur santé, se privent-ils du strict nécessaire pour arriver à leur but, *posséder beaucoup de bien au soleil.*

Cette passion n'est cependant pas exactement la même que celle qu'on rencontre dans les classes riches, aisées, et où l'on voit l'avare pâlir en contemplation de son trésor. L'avarice chez les cultivateurs n'a d'autre mobile que celui d'augmenter leurs possessions territoriales. Ils n'accumulent pas de l'argent pour le cacher et l'examiner de temps en temps; ils s'efforcent d'épargner, d'économiser les plus petites sommes, de les ajouter à d'autres sommes, afin de se faire en un certain laps de temps un capital suffisant pour acheter un ou plusieurs hectares de terrain. Voilà quel est leur genre d'avarice. Comme on le voit, c'est une variante de celui des gens riches.

Le cœur d'un certain nombre de cultivateurs est fermé à la charité : ils ne savent ce que c'est que de s'imposer un petit sacrifice d'argent pour venir en aide à une grande infortune. Dans d'effroyables calamités (inondations, incendies, etc.), on voit très-rarement les cultivateurs, quelque riches qu'ils soient, possédassent-ils pour plusieurs centaines de mille francs de bien, donner une modique somme pour soulager leurs semblables atteints par de terribles désastres. Ils sont donc en général peu sensibles au malheur d'autrui, peu humains, peu charitables.

On voit bien cependant, dans les campagnes, les paysans donner asile aux mendiants, leur accorder un morceau de pain; mais, s'ils les accueillent, ce n'est pas toujours par charité, c'est tout simplement parce qu'ils redoutent leur vengeance. Que d'incendies n'a-t-on pas vus allumés par la main des vagabonds qui avaient été repoussés avec brutalité des fermes où ils avaient demandé asile!

Les paysans se souviennent; ils ont peur, et alors il n'est pas étonnant qu'ils abritent et hébergent parfois des mendiants.

Loin de nous la pensée de vouloir faire des cultivateurs

de véritables dissipateurs ou des hommes prodigues. Nous voudrions seulement qu'ils comprissent mieux leurs intérêts en soignant leur santé convenablement, en se vêtissant avec plus de soin, en se nourrissant d'une manière plus confortable et plus en rapport avec les rudes travaux auxquels ils se livrent; enfin, en ne fermant pas leurs cœurs aux sentiments généreux, à la charité envers leurs frères malheureux ou souffrants. Qu'ils ne perdent jamais de vue que Dieu leur rendra un jour au centuple le bien qu'ils auront fait à leurs semblables.

L'avarice se montre quelquefois dès l'âge le plus tendre; il faut combattre cette passion en inculquant de bonne heure aux enfants les sentiments de la plus sympathique et de la plus infinie charité envers les malheureux. Dès lors qu'ils auront goûté le plaisir qu'il y a à faire du bien, ils aimeront les pauvres, donneront à boire à ceux qui auront soif, nourriront ceux qui auront faim, vêtiront ceux qui seront recouverts de haillons, soulageront tous ceux qui souffriront, et alors les douces émotions et les suaves jouissances de la charité auront étouffé à tout jamais dans leur cœur le germe de l'avarice...

6° DE LA COLÈRE.

La *colère* est un mouvement impétueux et déréglé de l'âme, qui porte l'homme à repousser avec violence et avec fureur ce qui lui nuit ou lui déplaît. C'est l'effet d'une passion qui règne dans le cœur et qui rencontre quelque obstacle : elle fait naître le trouble dans l'âme, et le désordre qu'elle y cause se peint sur le visage et dans tout l'extérieur de celui qui s'y livre; ses yeux s'enflamment, sa voix est entrecoupée, tout son corps tremble; il ne se connaît plus, ne respecte rien, et sa bouche répand à grands flots les médisances les plus atroces, les calomnies les plus noires, les injures les plus grossières, les blasphèmes les plus horribles.

L'homme qui se laisse aller à la colère est toujours abandonné et par son sang-froid et par son bon sens dès qu'il éprouve la moindre contrariété, la plus légère contradiction.

Si vous rencontrez cette passion chez un homme occupé à des travaux manuels exigeant une certaine délicatesse de fini, vous pouvez être assuré que l'ouvrage que vous lui aurez confié ne sera jamais bien fait, car il est de notoriété que les individus adonnés à la colère sont toujours de très-mauvais ouvriers.

La colère est une passion désastreuse pour la santé. Ne voit-on pas, en effet, tous les jours des hommes sanguins ou impressionnables qui, étant entrés dans un violent accès de colère, ont été instantanément frappés d'apoplexie foudroyante ou de coup de sang? Les femmes, étant d'un naturel plus doux que les hommes, sont moins assujetties à cette passion; cependant celles d'entre elles qui s'y abandonnent peuvent bien éprouver également les fâcheuses conséquences de cet état d'emportement; mais en général elles en sont quittes pour une crise de nerfs ou pour un évanouissement.

La colère expose aux plus grands crimes.

Un homme arrivé au paroxysme de la fureur venait de terrasser son adversaire, et, lui tenant un poignard sous la gorge, paraissait réfléchir sur le moyen qu'il devait employer pour se venger de la manière la plus cruelle possible; il exigea enfin de lui qu'il blasphèmerait son Dieu et profèrerait des injures contre la religion, lui promettant la vie s'il accédait à sa demande. L'amour de la vie l'emporta malheureusement dans l'esprit du patient, et il se décida promptement, espérant par une sévère pénitence obtenir de Dieu le pardon d'une telle conduite. Mais à peine avait-il commis cet acte de lâcheté et de prévarication, que son ennemi, pour assouvir entièrement sa rage, lui plongea le fer meurtrier dans le corps en s'écriant avec une joie féroce : « Maintenant je suis content; non-seulement je t'ai enlevé la vie du corps, mais j'ai encore la satisfaction de t'avoir privé de celle de l'âme, et de t'envoyer en enfer. »

Lorsqu'un homme est en colère, il ne faut pas lui résister; on l'exaspèrerait alors, et il pourrait se livrer aux plus honteux et aux plus déplorables excès : excès qu'il déplorerait plus tard, mais auxquels il n'y aurait plus de remède. Il faut l'abandonner à lui-même, ne pas lui répondre; il se calmera bientôt, et peut-être sera-t-il possible de lui faire comprendre ses égarements ou ses emportements. En voici une preuve.

Un jour un homme emporté par la colère se permit d'adresser à Mgr de Cheverus, archevêque de Bordeaux, les plus grossières injures. Monseigneur le laissa dire, ne l'interrompit pas, garda la plus grande sérénité, le plus grand calme, et dit quelques instants après avec une douceur parfaite : « Je remercie Dieu, Monsieur, de ce qu'il m'a fait la grâce de ne pas vous répondre sur le ton dont vous m'avez parlé. » Confondu par ce langage, l'homme colère tomba aux genoux de l'archevêque et se confondit en excuses.

Les enfants sont très-enclins à la colère : il faut de bonne heure les habituer à se calmer, à se dompter lorsqu'ils sont sur le point de se fâcher; c'est le moyen d'en faire par la suite des hommes doux et aimables, d'un commerce facile et agréable, et un moyen de métamorphoser la société, où de nos jours tant de partis, tant d'opinions, tant d'épreuves amènent des contestations, des discussions qui divisent les hommes et les irritent les uns contre les autres. Quand donc les hommes seront-ils véritablement frères?

7° DE LA PARESSE.

La *paresse* est une lâcheté et un dégoût qui fait que l'homme néglige ses devoirs, plutôt que de se faire violence pour les remplir.

Si l'on prétend que l'*oisiveté est la mère de tous les vices*, que ne dira-t-on pas de la *paresse?* L'oisif ne travaille pas, il est vrai, mais il est dans l'aisance et n'a pas besoin de gagner sa vie. Le paresseux, au contraire, se trouve dans la nécessité de se livrer à un travail quelconque, à une profession, pour subsister et pour élever sa famille s'il est marié.

On peut cependant affirmer, et c'est là une opinion généralement accréditée, que les oisifs et les paresseux sont des êtres à peu près inutiles dans la société. Ils sont profondément égoïstes et incapables de se dévouer ou de se sacrifier pour leurs semblables. Ils ne recherchent que la satisfaction de leurs jouissances, de leurs passions. Il est de règle, et fréquentation des ouvriers démontre la justesse de cette observation, qu'un individu paresseux est ivrogne et souvent libertin.

Mais la paresse ne se trouve pas seulement dans la classe ouvrière. Que d'hommes exerçant des professions libérales, des magistrats, des avocats, des médecins, etc., qui se laissent également aller à cette passion ! Que leur arrive-t-il alors? Ils végètent et ne font jamais que de mauvais magistrats, peu éclairés, peu instruits; que de pitoyables avocats, capables de compromettre les meilleures causes; que de détestables médecins, indignes de la confiance que le public leur accorde.

La paresse existe très-exceptionnellement dans les campagnes. Les cultivateurs ont presque tous la soif de l'or, et, pour ramasser de l'or, il faut déployer une prodigieuse activité.

De tout temps la paresse a été regardée comme pernicieuse et dangereuse.

Pisistrate, roi d'Athènes, faisait réunir sur la place publique tous les gens oisifs, et leur ordonnait, s'ils manquaient de semences et de bêtes de somme, d'en prendre parmi celles qui lui appartenaient, afin qu'ils s'occupassent à cultiver la terre; car il craignait que l'oisiveté de ces gens ne leur inspirât de dangereuses entreprises, et qu'elle ne les portât au vol et au brigandage.

Saint Ignace de Loyola, ayant un jour rencontré aux heures de travail trois religieux debout et inoccupés, leur ordonna aussitôt de transporter à l'étage supérieur de la maison un tas de pierres qui se trouvait non loin de là. Quelques mois après, les ayant encore trouvés à la même place et dans l'oisiveté, il leur commanda de descendre les pierres et de les remettre dans l'endroit où ils les avaient prises, les avertissant qu'il n'y avait rien de plus dangereux pour tous les hommes, et pour les serviteurs de Dieu en particulier, que la paresse.

Cette passion compromet, on n'en saurait douter, l'intelligence et la santé.

La paresse est préjudiciable à l'intelligence, parce que le paresseux ne veut rien apprendre, et que son esprit, privé d'exercice, d'aliment, s'engourdit et s'étiole. Enfant, il refuse d'apprendre à lire, à écrire, à mettre l'orthographe, etc.; adulte, il ne saura pas apprendre un état, ou, s'il l'apprend, il ne le connaîtra que très-imparfaitement et sera un *fort mauvais ouvrier;* alors il végètera, ne trouvera pas de clientèle et finira par faire de mauvaises affaires, par faire banqueroute.

La paresse est préjudiciable à la santé, car le paresseux se condamne volontairement à l'immobilité, par suite d'apathie, de nonchalance, d'insouciance; il ne fait prendre à son corps aucun exercice salutaire, il néglige les soins de propreté même les plus indispensables, il croupit dans son lit, etc. Comme conséquence de ces déplorables habitudes, l'appétit languit, se perd même, et, pour le stimuler, pour le réveiller, le paresseux a recours à l'absinthe, au vermouth ou à d'autres boissons excitantes, aux mets irritants, fortement épicés, qui occasionnent fréquemment des maladies incurables et promptement mortelles.

L'ouvrier paresseux est toujours pauvre, il est souvent voleur.

L'ouvrier actif, au contraire, est souvent à l'aise; il est presque toujours honnête.

Nous constatons avec peine que la paresse tend à devenir épidémique dans les classes laborieuses, par suite du droit d'assistance : en effet, l'institution des bureaux de bienfaisance, celle des médecins cantonaux, et de perfides insinuations surtout, font souvent croire à l'ouvrier sans énergie qu'il ne manquera jamais, et qu'on lui viendra toujours en aide.

Que les ouvriers travaillent donc avec courage pour nourrir et élever leur famille, et pour faire quelques économies qu'ils placeront à la caisse d'épargne, afin de parer aux éventualités de la vieillesse ou de la maladie.

Que les enfants soient habitués de bonne heure à la plus grande activité, et qu'on s'efforce de leur faire aimer le travail en le rendant attrayant. Tout le secret est là pour vaincre la paresse et pour triompher de l'oisiveté.

Dans ces quelques pages tracées sur les passions plus particulièrement désignées dans le Catéchisme sous le nom de péchés capitaux, n'avons-nous pas démontré qu'elles font toutes le malheur de l'homme, qu'elles le dégradent et l'avilissent ?

Souvent, et le plus ordinairement même, une passion n'existe pas seule, elle est toujours accompagnée d'une ou de plusieurs autres ; c'est ainsi que l'ivrogne est paresseux, que l'orgueilleux est colère et jaloux.

Tâchons d'extirper à l'aide d'une bonne éducation, distribuée par des instituteurs moraux et consciencieux, ces passions du cœur de l'enfant, si elles y ont déjà jeté quelque germe.

Nous terminerons cette causerie, peut-être déjà un peu longue, par un trait historique tiré des *Vies des Pères du désert*.

Un ancien solitaire, étant interrogé par ses disciples sur la manière de combattre les passions et les vices, leur répondit par cette figure. Il était alors dans un lieu planté de cyprès ; il commanda à l'un des disciples d'arracher un petit cyprès qu'il lui montra ; le disciple l'arracha sans beaucoup de peine et d'une seule main. Le solitaire lui en désigna ensuite un autre un peu plus grand, qu'il arracha aussi, mais avec un peu plus d'effort et en y mettant les deux mains. Pour en arracher un troisième, qui était plus fort, il fallut qu'un de ses compagnons lui vînt en aide. Enfin un quatrième, qui était beaucoup plus gros, ne put être enlevé par tous les jeunes disciples réunis. Alors le solitaire prit de là occasion de les instruire. « Voilà, mes enfants, leur dit-il, comment il en est de nos passions : au commencement, quand elles ne sont pas enracinées, il est facile de les extirper, pour peu qu'on soit attentif à les combattre ; mais lorsque par une longue habitude on leur a laissé prendre de profondes racines dans le cœur, il est très-difficile de s'en rendre maître. Travaillez donc de bonne heure à combattre et à vaincre des ennemis qui dans la suite vous susciteraient des luttes violentes et entraîneraient peut-être votre perte. »

CAUSERIE IXe

DE LA FRAYEUR, DE LA DOULEUR, DE LA JOIE

Ces troubles de l'âme, étant instinctifs, n'entraînent jamais la moindre culpabilité. — De la frayeur. — Ses causes. — Personne ne saurait s'y soustraire. — Troubles auxquels elle donne lieu : folie, épilepsie, etc. — Prémunir de bonne heure les enfants contre ses terribles effets. — De la douleur. — Ses conséquences : mort instantanée, manie, mélancolie, suicide. — De la joie et de ses dangers. — De quelle manière on doit annoncer une bonne ou une mauvaise nouvelle.

Nous avons parlé avec trop de détail peut-être des passions dégradantes auxquelles l'homme a quelquefois la faiblesse de se laisser asservir ; nous allons dans ce chapitre mentionner très-brièvement certains troubles de l'âme qui sont entièrement distincts des passions ; car, étant instinctifs, ils n'entraînent jamais la moindre culpabilité. Nous voulons parler de la *frayeur*, de la *douleur* et de la *joie*, ces émotions si vives que l'homme est appelé à ressentir pendant tout le cours de son existence.

1o *De la frayeur.* — La frayeur est un trouble de l'âme causé par la considération d'un danger ou d'un malheur inattendu, auquel on ne croit pouvoir se soustraire.

Elle peut être occasionnée de bien des manières, soit par l'aspect d'objets effroyables, d'animaux malfaisants, par la perception d'un bruit extraordinaire, par la connaissance d'une très-fâcheuse nouvelle, etc.

Personne ne peut se soustraire à la frayeur. Hommes, femmes ou enfants y sont plus ou moins disposés.

Une frayeur vive peut déterminer des troubles sérieux dans les voies digestives ; elle peut, de plus, occasionner chez des hommes sanguins une attaque d'apoplexie foudroyante ; chez les femmes, une violente crise de nerfs, un évanouissement et parfois la folie. Les journaux ne nous font-ils pas connaître maints exemples de femmes saisies de frayeur à la vue d'un de leurs enfants environné par les flammes, ou précipité sur le pavé de la rue de la hauteur d'un troisième ou d'un quatrième étage, et qui sont instantanément devenues folles?

Enfin ne voyons-nous pas tous les jours l'*épilepsie*, cette hideuse maladie, être occasionnée par la frayeur? Nous avons en notre possession des faits extrêmement nombreux, puisés dans une pratique très-vaste, et établissant d'un manière irréfutable que l'épilepsie a presque toujours été produite par une très-grande peur chez de jeunes sujets dans la famille desquels il n'y avait jamais eu d'épileptiques.

Il entre dans les habitudes et dans les amusements des jeunes gens de la campagne de faire peur aux jeunes filles, le soir, lorsqu'elles reviennent de leur ouvrage. Nous avons été plus d'une fois à même de constater les dangers de semblables imprudences.

Nous n'approuvons pas davantage ce genre de distraction lorsqu'il s'agit d'effrayer les jeunes garçons.

Il y a toujours, et dans tous les cas, danger, et, nous ne craignons pas d'appuyer sur ce point, danger extrêmement grand.

On devra, dans l'éducation des enfants, s'efforcer de les prémunir contre la frayeur en ne les trompant jamais, en ne leur racontant jamais d'histoires sinistres, effrayantes, des scènes de meurtre, de brigandage, des histoires de voleurs, des contes de revenants, etc. On les habituera à sortir la nuit, sans leur manifester de crainte, ni faire naître en eux l'idée de la peur.

2° *De la douleur.* — Il est bien entendu que nous entendons parler ici seulement de la douleur morale.

La *douleur* est une impression morale pénible que font éprouver les peines de l'esprit ou du cœur.

La douleur provoquée par la vue d'un malheur imprévu peut avoir de terribles conséquences. Il en est de même de la nouvelle d'une grande catastrophe annoncée sans ménagement, brusquement.

Les pleurs, les sanglots, les convulsions, les crises de nerfs, le délire, la folie, l'apoplexie, etc., peuvent en être le résultat.

Il faut donc user toujours des plus grandes précautions pour annoncer une mauvaise nouvelle; il faut autant que possible préparer la personne au malheur qui la frappe, surtout si l'on a affaire à un sujet impressionnable, nerveux, irritable, car on ne doit jamais perdre de vue que parfois la douleur *tue.*

La douleur trop longtemps contenue détermine une tristesse habituelle qui peut quelquefois dégénérer en *manie,* et assez souvent aussi en *mélancolie,* en dégoût de la vie, et amener le *suicide* chez des gens qui n'ont pas de sentiments religieux bien prononcés.

Les habitants des campagns ont la fibre moins sensible que les habitants des villes, et supportent mieux qu'eux la douleur morale et la douleur physique.

3º *De la joie.* — La joie est un sentiment de satisfaction ineffable que l'âme éprouve à l'idée d'un bonheur inespéré ou attendu avec une très-grande impatience.

La mort subite peut être le résultat de la réception d'une heureuse et importante nouvelle. Ce qui peut arriver de moins fâcheux, ce sont des crises nerveuses, des spasmes, une congestion cérébrale.

On doit toujours user de ménagement quand il s'agit d'annoncer une bonne nouvelle, car il est de notoriété que la grande joie *tue* comme la grande douleur. Ne savons-nous pas que des individus pauvres, misérables, dans la plus affreuse détresse, devenus tout à coup millionnaires par suite d'héritages inespérés, inattendus, sont tombés foudroyés à la réception de cette nouvelle? La joie les avait tués!...

En terminant ce chapitre, nous dirons ou plutôt nous répèterons que l'hygiène prescrit de modérer, d'atténuer, d'affaiblir autant que possible ces troubles de l'âme, qui acquièrent quelquefois un degré de violence capable non-seulement d'altérer la santé, mais encore de compromettre la vie! Il faut, dans la manière d'annoncer ces nouvelles, du calme, de la réserve et de la prudence; sinon on expose aux plus grands dangers des individus auxquels on est chargé d'apprendre les événements heureux ou malheureux qui les intéressent.

CAUSERIE X^e^

TRAVAIL ET REPOS

L'homme ne peut pas toujours travailler. — Il a besoin de se reposer. — La vie se passe dans une double alternative de travail et de repos. — *Du travail.* — Il faut travailler pendant six jours et se reposer le septième, qui est le jour du dimanche. — Nécessité absolue, hygiénique, de la sanctification du dimanche. — Anecdotes à ce sujet. — Parallèle entre l'Angleterre et la France. — Quelle honte pour des catholiques! — *Du repos.* — Repos temporaires pendant le jour à l'issue des repas. — Sieste ou méridienne. — Sommeil pendant la nuit. — Nul ne peut se soustraire au besoin de sommeil. — Ce besoin varie suivant les âges, les tempéraments, les sexes. — Durée du sommeil chez les enfants, les adultes et les vieillards. — Du sommeil en hiver. — Du sommeil pendant l'été.

Quelle que soit la profession à laquelle l'homme soit soumis, profession intellectuelle ou profession manuelle, il lui faut subir la loi commune, la loi à laquelle nul ne peut se soustraire, celle de goûter un repos plus ou moins prolongé après le travail de toute une journée.

Notre vie à tous se passe donc dans cette double alternative de travail et de repos, de repos et de travail, jusqu'à ce qu'il plaise à Dieu de nous envoyer la mort. Alors, couché dans notre froid linceul, en attendant le jour redoutable du jugement dernier, notre corps jouira dans la tombe d'un repos profond, solennel, que nul ne viendra troubler.

La semaine se compose de sept jours. L'homme doit habituellement travailler pendant six jours consécutifs, à moins qu'il ne se trouve une fête chômée et reconnue, et se reposer le septième, c'est-à-dire le jour de dimanche. Le dimanche a été institué pour célébrer les louanges de Dieu, et pour nous délasser des fatigues que nous avons endurées pendant tout le cours de la semaine : à ce double titre, il doit donc être religieusement observé et respecté.

Au déclin de chaque journée arrive la nuit, et bientôt après la nécessité du sommeil se fait sentir. Ce repos prolongé est indispensable pour réparer les forces que nous avons perdues en nous livrant durant le jour à des travaux ou à des efforts plus ou moins pénibles.

Du travail. — Quand bien même l'homme vivrait dans le désœuvrement le plus absolu, dans l'inaction la plus complète, il ne pourrait pas s'affranchir du sommeil, et il ne saurait, sans compromettre sa santé et sans une fatigue excessive, résister au besoin de dormir, qui est souvent si impérieux.

L'homme oisif, aussi bien que l'homme occupé, a donc besoin de sommeil ; mais le sommeil de l'oisif ne ressemble en rien à celui de l'individu qui a dépensé beaucoup de forces. Autant le sommeil du premier est léger, entrecoupé, mauvais, fatigant, autant celui du second est profond, excellent, réparateur.

Les gens désœuvrés n'ont pas besoin d'un sommeil aussi prolongé que ceux qui travaillent beaucoup, et cependant ils passent souvent beaucoup de temps dans leur lit... pour *tuer le temps*. Ils n'ont pas besoin non plus de faire la *sieste*. Mais certains ouvriers, les cultivateurs surtout, dont les heures de travail sont généralement très-bien remplies, devront se reposer un peu, et même se livrer à quelques instants de sommeil à l'issue de leurs principaux repas.

Nous leur recommandons avec instance la *sieste* ou *méridienne*, pendant le milieu du jour en été ; c'est un genre de repos excellent ; c'est aussi un moyen de se soustraire à la chaleur accablante du jour, et d'éviter une foule de maladies très-graves qui se manifestent constamment à cette époque, et qui moissonnent tous les ans un certain nombre d'hommes ou de femmes non astreints à ce précepte d'hygiène, qu'on devrait par tous les moyens possibles chercher à vulgariser.

Ne pourrait-on pas même construire des baraques ou abris

temporaires, dans lesquels les travailleurs qui se trouvent dans les champs à des distances très-éloignées de la ferme ou de l'habitation, iraient prendre leurs repas et se reposer?

Pendant les chaleurs de l'été comme pendant les rigueurs de l'hiver, les repas, autant que possible, devront être pris non en plein air, mais dans la maison; car dans la maison on s'abrite contre la chaleur, comme on se protége contre le froid. Ne vaut-il pas mieux perdre un peu de temps pour aller prendre ses repas à la ferme que de manger en plein air, exposé à un soleil de plomb, comme nous le voyons constamment dans nos contrées à l'époque de la fenaison ou de la moisson? Que les cultivateurs le sachent bien : une petite perte de temps, et partant une petite perte d'argent, est bien préférable à la perte de la santé; et souvent on ne perd pas seulement la santé, on perd la vie en se livrant à certains excès de travail, et en ne se prémunissant pas assez contre certains dangers.

Après une journée pénible vient la nuit, et alors l'ouvrier fatigué ne tarde pas à se laisser aller aux douceurs d'un sommeil qui pour lui sera réparateur : et le lendemain il se lèvera de grand matin, frais et dispos, pour recommencer pendant six jours de suite ces alternatives de travail et de repos, jusqu'à ce qu'arrive le septième jour, le dimanche, jour de repos absolu.

Quand bien même le dimanche n'imposerait pas à l'homme des obligations religieuses, envisagé seulement au point de vue hygiénique, ce serait une création digne des plus sérieux encouragements et indispensable à la conservation de la santé physique et morale. Le dimanche est si utile aux ouvriers qui se sont livrés pendant toute une semaine à des travaux durs et pénibles, et qui ont été confinés dans des ateliers, dans des manufactures ou dans des usines, dont l'air est parfois vicié! Et cependant, faut-il le dire? combien peu savent l'employer convenablement!

Nous faisons la part de tout, et nous sommes les premiers à reconnaître que parfois le travail est obligatoire le dimanche : 1° pour les agriculteurs, alors qu'il faut serrer des gerbes de blé avant la pluie, avant un orage qui menace d'éclater, alors qu'il faut rentrer des foins, etc. Mais c'est là un travail exceptionnel, un cas de force majeure, et l'autorité ecclésiastique reconnaît elle-même que ce travail, tout d'urgence, n'est pas une profanation de la sanctification du dimanche. Que de fois ne l'avons-nous pas vue encourager elle-même ces travaux devenus souvent indispensables, et qui, s'ils n'étaient pas exécutés, pourraient donner lieu à des dommages considérables !

2o Pour les ouvriers qui travaillent dans certaines usines dans lesquelles se trouvent des hauts fournaux dont la marche régulière et continue ne peut être moindre de plusieurs semaines. Ici encore, nous nous empressons de le reconnaître, il y a force majeure.

Mais à côté de ces exceptions que nous citons à dessein, combien y a-t-il de corporations qui ne se préoccupent pas du dimanche ! Regardez ce maçon, ce plâtrier, ce serrurier, ce charpentier, ce menuisier, ce sabotier, ce cordonnier, ce tailleur... Regardez même, ô honte ! cette lingère, cette couturière, cette modiste ; suivez leurs allures, les mouvements de chacun d'eux, et vous verrez bientôt que tous, sous un prétexte ou sous un autre, travailleront le dimanche au moins jusqu'à midi, si ce n'est jusqu'à deux à trois heures du soir, et même quelquefois toute la journée.

Nous étions à Paris au mois d'octobre 1860, en qualité de délégué à l'assemblée générale de l'association des médecins de France, et nous nous rendions à la réunion, qui avait lieu avenue Victoria : c'était un dimanche. Tout le long de la rue de Rivoli les chantiers étaient ouverts, et les ouvriers travaillaient comme si c'eût été un jour ordinaire. Nous en fûmes fort étonné, et, disons le mot, fort scandalisé. Le lendemain nous visitions le même quartier : c'était un lundi, les chantiers étaient déserts. Les ouvriers n'avaient pas fêté le dimanche, ils fêtaient le lundi...

En province, il en est malheureusement très-souvent de même. Nous ferons cependant une exception en faveur des cultivateurs, qui savent trop calculer pour gaspiller ainsi leur temps. Dans nos campagnes on ne FAIT pas le lundi ; mais, après avoir travaillé le dimanche jusqu'à deux à trois heures du soir, on va passer le reste de la journée dans les cafés, dans les cabarets ou dans d'autres mauvais lieux où l'on boit, on fume, on chante, on lit de détestables journaux; et au lieu d'être profitable, ce demi-repos du dimanche est préjudiciable, car on sort du cabaret fatigué d'avoir ingurgité des boissons alcooliques, d'avoir respiré un air infect et malsain. Le sommeil de la nuit est alors mauvais, il est entrecoupé, et le lendemain on s'éveille mal en train, mal disposé, on a mal à la tête, on se lève tard, et l'on se livre sans courage et sans énergie à un travail qui nécessite souvent un grand déploiement de forces.

Les cultivateurs modèles se conduisent bien différemment : après avoir rempli leurs devoirs religieux, ils se réunissent en famille, tantôt chez les uns, tantôt chez les autres, causent tranquillement, paisiblement de leurs affaires, de tout ce qui peut les intéresser, dînent ensemble; puis, le soir venu, ils gagnent leurs demeures respectives, se couchent la conscience tranquille; le lendemain, de grand matin, ils reprennent avec ardeur leurs pénibles occupations, et les remplissent courageusement pendant six jours encore. Le dimanche suivant, ils se délassent de la même façon au sein de leur famille. Nous connaissons, dans certaines communes avoisinant la ville de Tours, de riches familles de cultivateurs chez lesquelles cette vie patriarcale est en vigueur; mais, il faut le dire, ce sont de rudes et solides chrétiens, on peut sans crainte les proposer pour modèles.

N'est-il pas mille fois honteux pour la France, qui se glorifie du titre pompeux de *fille aînée de l'Église*, de recevoir une humiliante leçon de la protestante Angleterre? En effet, le dimanche est observé dans toute sa rigueur de l'autre côté du détroit. Pendant la célébration des offices, tous les magasins sont fermés; les tavernes même sont également closes, et l'on pourrait, comme nous le disait il y a quelques jours un protestan converti, mourir littéralement de soif sans pouvoir trouver un verre de bière pour se désaltérer; la poste elle-même ne fait pas de service. On ne joue à aucun jeu; on ne se promène pas; on ne fait pas de visites; on ne fait pas de musique, et les instruments font relâche ce jour-là. Quelques personnes ont osé enfreindre la prescription, mais à la condition expresse et rigoureuse de ne jouer que de la musique religieuse.

Quel exemple pour des catholiques! et comme notre conduite, entièrement opposée à la leur, doit à juste raison les scandaliser!...

Du repos. — Nous avons déjà dit qu'à la suite d'un travail fatigant, soit du corps, soit de l'intelligence, il était nécessaire de goûter quelques moments de repos. Dans la classe ouvrière, ce repos se prend habituellement pendant douze à quinze minutes à l'issue du déjeuner et du dîner. Pour les savants, ce repos a lieu lorsque la fatigue cérébrale est trop considérable, la tension d'esprit trop forte, et qu'il faut un peu de détente; mais pour tous, ce repos du milieu du jour est loin d'être suffisant, et lorsqu'on a travaillé pendant douze, quinze et même dix-huit heures, soit dans un cabinet sur des matières abstraites, soit dans un chantier, soit en plein air, exposé à la chaleur accablante de l'été ou au froid brumeux de l'hiver, il est de toute nécessité de se livrer à un repos plus prolongé que celui qu'on a goûté dans la journée : il faut alors le sommeil profond et réparateur de la nuit. On peut donc dire que le sommeil est la conséquenee du travail intellectuel ou corporel.

Nul ne peut se soustraire au besoin de sommeil; néanmoins tous les hommes n'en ressentent pas également l'absolue nécessité.

L'enfant, dans les premiers temps de sa naissance, a un besoin extrême de sommeil. A son entrée dans la vie, il ne fait que boire, ou teter, et dormir; cet état dure quinze à dix-huit mois. Puis, après cette époque, l'enfant a besoin non-seulement du long sommeil de la nuit, mais encore d'un supplément de sommeil pendant le jour, jusqu'à l'âge de trois à quatre ans au moins. Beaucoup d'hygiénistes se sont élevés contre ce sommeil du milieu du jour pour les petits enfants, prétendant qu'on les privait par là des plus belles heures pendant lesquelles il eût été possible de les sortir et de leur faire prendre l'air. Nous croyons qu'il y a exagération dans cette manière de voir, et que le sommeil pris au milieu du jour est réellement fort utile, sinon indispensable, aux très-jeunes enfants.

De quinze à vingt-cinq ans, l'homme est intrépide, il s'adonne avec ardeur aux plus grandes fatigues; cependant, s'il ne se ménage pas et s'il ne se livre pas à un sommeil réparateur, ses forces s'épuisent et sa santé s'altère rapidement. Ne voyons-nous pas tous les jours des jeunes gens désœuvrés, oisifs, jouissant d'une parfaite santé et très-vigoureux au sortir des lycées, qui, par la fréquentation assidue des bals, des soirées, des théâtres, etc., passent la plus grande partie des nuits dans les plaisirs ou les orgies? Le sommeil qu'ils goûtent est insignifiant, quoiqu'il soit prolongé fort avant dans la matinée, et en quelques années, et parfois même en quelques mois, ils ont contracté un air maladif, une flétrissure des traits, une altération du visage, une sorte de vieillesse anticipée qu'on ne rencontre jamais chez les jeunes hommes du même âge rangés et laborieux.

De vingt-cinq à cinquante ans, l'homme est arrivé à l'apogée de sa vigueur; c'est pendant cette époque de sa vie qu'il peut se soumettre presque impunément à d'incroyables fatigues, entreprendre de gigantesques travaux, et supporter sans trop de danger des veilles très-prolongées.

Les vieillards ne sont plus susceptibles de rudes labeurs : ils ont besoin d'un repos absolu, mais ils résistent merveilleusement à la privation du sommeil. N'y a-t-il pas un proverbe qui dit : *Jeunesse qui veille et vieillesse qui dort, c'est signe de mort?*

Les femmes qui par leur condition ou leur position se livrent à des travaux excessifs sont en général devenues très-robustes; elles ont besoin, comme les hommes, dont elles partagent souvent les occupations et les fatigues, à la campagne surtout, de beaucoup de sommeil, quoiqu'elles supportent toujours mieux les longues veilles et la privation de sommeil que l'homme. Qui n'a vu maintes et maintes fois une jeune mère de famille, d'une santé frêle en apparence, habituée à la vie la plus tranquille, au plus délicat et au plus recherché confort, passer des jours et des nuits assise près du berceau de son enfant malade? Elle qui n'eût pu passer une nuit au bal sans fatigue extrême, restait pendant quinze à vingt nuits sans se coucher, parce que l'amour maternel la soutenait !... Ces exemples sont si communs et si fréquents qu'ils passent presque inaperçus.

Les individus lymphatiques, dont les chairs sont molles et flasques, ont plus besoin de sommeil que les individus sanguins. De tous les tempéraments ce sont les nerveux qui peuvent être privés le plus longtemps de sommeil sans grands inconvénients.

Nous ne devons pas omettre de mentionner que l'habitude exerce une immense influence sur le besoin éprouvé par chaque individu de goûter les douceurs du sommeil dans un laps de temps plus ou moins rapproché.

Ceux qui, par des veilles excessivement prolongées, ont été longtemps privés de sommeil, finissent par s'y accoutumer, et ont besoin de dormir fort peu. Les gardes-malades nous en fournissent tous les jours la preuve. Cependant, en général, les veilles prolongées sont très-nuisibles à la santé ; elles ruinent les forces, déterminent l'amaigrissement, et amènent une foule d'infirmités et une vieillesse prématurée.

Contrairement à ce que nous venons de dire, certains individus ont pris l'habitude de dormir outre mesure, et ils sont dans l'impossibilité de se soustraire à cet impérieux besoin de sommeil qui les poursuit partout, s'ils dépassent seulement de quelques minutes l'heure à laquelle ils se couchent ordinairement. On ne doit jamais oublier qu'habituellement trop de sommeil prédispose à l'obésité, rend indolent, mou et impressionnable aux moindres variations atmosphériques.

La durée du sommeil varie singulièrement. Ainsi, pour les enfants, elle sera de dix à douze heures; pour les adultes, de six à neuf heures, suivant leur genre d'occupations; les hommes adonnés à de rudes travaux manuels auront en général besoin de huit à neuf heures d'excellent sommeil; ceux, au contraire, qui se livrent aux travaux intellectuels, pourront se contenter de six à sept heures ; les vieillards ne dorment guère plus de cinq à six heures.

On a un plus grand besoin de sommeil en été qu'en hiver,

et par conséquent dans les pays chauds que dans les pays froids.

On a une excellente habitude dans les campagnes, c'est de se coucher de bonne heure et de se lever de grand matin; mais cependant les cultivateurs ne devraient pas se mettre au lit immédiatement après leur souper, les règles d'une bonne hygiène prescrivant de ne se coucher que deux à trois heures après le dernier repas.

Le sommeil n'est réparateur qu'à la condition de n'être pas interrompu : les pauvres médecins en savent quelque chose.

On peut se coucher indistinctement ou sur le dos, ou sur les côtés. Il faut avoir le soin, en hiver surtout, de ne se mettre au lit que lorsqu'on a les pieds chauds; sinon on courrait risque de ne pouvoir s'endormir. On tiendra la tête élevée, modérément couverte, et on s'astreindra à ne pas la cacher sous les draps ou sous les couvertures, ce qui est extrêmement malsain.

DEUXIÈME PARTIE

CONSEILS HYGIÉNIQUES A L'HOMME MALADE

Autant l'hygiène de l'homme en bonne santé nous a demandé de détails circonstanciés, autant nous glisserons légèrement sur l'hygiène de l'homme indisposé ou malade. Nous ferons cependant connaître les mesures nécessaires et indispensables à prendre en pareilles circonstances.

Les sages préceptes de l'hygiène sont loin d'être toujours mis en pratique; quelquefois aussi, il faut le publier, ils sont insuffisants; alors éclatent les indispositions ou les maladies.

L'homme indisposé ou malade a besoin, comme l'homme en bonne santé, de prendre certaines précautions que nous allons signaler et décrire en quelques pages.

Et d'abord, qu'est-ce qu'une indisposition? Qu'est-ce qu'une maladie?

Une indisposition est un état de trouble léger et passager de nos fonctions, qui ne leur permet pas de s'exercer avec cette liberté, cette aisance, ce sentiment de bien-être caractérisant la santé, mais qui néanmoins ne condamne pas au repos absolu, au séjour au lit, et permet même de vaquer à ses affaires, et qui le plus ordinairement a une terminaison heureuse.

Une maladie est un état d'altération de la santé, de désordre dans les fonctions, prenant des proportions plus ou moins inquiétantes, plus ou moins graves, forçant les hommes, même les plus robustes, à renoncer à leurs travaux, à suspendre leurs occupations, exigeant ordinairement le séjour au lit, et pouvant avoir une issue funeste.

Quoiqu'on puisse travailler avec une indisposition, il y a cependant quelquefois imprudence à le faire, et une indisposition négligée peut être le point de départ d'une maladie grave. Ne voit-on pas tous les jours un simple rhume dégénérer en fluxion de poitrine, en pleurésie, en phthisie?

Il vaut donc mieux perdre quelques jours à soigner une indisposition que d'être condamné à séjourner plusieurs mois au lit pour combattre une maladie qui pourra parfois, malgré l'habileté des médecins, se terminer par la mort.

CAUSERIE XIe

DES SOINS DANS LES INDISPOSITIONS

Le repos est indispensable dans le traitement des indispositions. — Difficulté d'astreindre certaines personnes au repos. — Danger de braver les indispositions. — Exemple de mort par imprudence. — De la diète et de la demi-diète. — Des moyens à employer contre les indispositions dont les caractères sont bien tranchés.

Un des points les plus importants dans le traitement d'une indisposition, c'est le *repos*. Mais, hélas! que ce mot *repos* semble cruel et sonne mal à l'oreille de certaines personnes! Autant pour l'homme riche et aisé, vivant dans l'oisiveté et dans le désœuvrement, il est facile de s'astreindre au repos même le plus absolu, autant pour l'ouvrier nécessiteux, chargé d'enfants, c'est un rude sacrifice, sacrifice qu'il ne pourra pas toujours s'imposer, et que très-souvent même il refusera obstinément de mettre en pratique; car, vivant au jour le jour, la perte d'une journée est pour lui une perte réelle d'argent qui plonge sa famille dans la détresse et la prive du pain quotidien.

Quant aux cultivateurs habitués à ne jamais prendre le repos nécessaire au maintien de leur santé, ils passeront outre et ne feront que très-rarement attention aux indispositions, quand même elles prendraient tout d'abord un certain degré de gravité... Ils temporiseront, ne se doutant pas que le *repos* est indispensable dans certaines circonstances, afin de conjurer l'explosion de certains accidents.

En voici un récent exemple.

Un fermier de vingt-huit ans, d'une très-vigoureuse santé, habitué aux rudes travaux des champs, partit un matin au point du jour avec ses ouvriers afin d'aller moissonner. La journée fut des plus pénibles et des plus fatigantes : la chaleur était accablante, il n'y avait pas la plus petite brise, le soleil était resplendissant. Vers trois heures du soir, un orage se forme au sud-ouest, et vers cinq heures il éclate avec violence. Nos moissonneurs étaient ruisselants de sueur, une pluie torrentielle les surprend et les glace... Ils avaient bien vu venir le mauvais temps, mais ils n'avaient pas pour cela discontinué de travailler. Aucun abri n'était à leur portée. Ils parcoururent plus de quatre kilomètres par une pluie battante, et rentrèrent à la ferme harassés, courbaturés, et affreusement mouillés. Ils changèrent de vêtements, s'approchèrent d'une immense cheminée dans laquelle on fit un feu de javelles, puis ils se mirent au lit. Ils eurent de la fièvre, et le lendemain ils ne purent se lever pour retourner au travail. Le maître de la ferme, quoiqu'il fût aussi malade que ses ouvriers, ne voulut pas paraître paresseux : il se leva donc, et alla, tout mal à l'aise, reprendre l'ouvrage que l'orage lui avait fait interrompre la veille. Il travailla peu, tant sa fatigue était grande. Il rentra à neuf heures du matin, brisé, tremblant la fièvre, et au lieu d'appeler le médecin, il se fit faire une rôtie au vin. Le lendemain matin le malaise n'avait pas cédé; il y avait de plus du mal de tête, des envies de vomir, etc. Il n'en essaya pas moins d'accompagner ses garçons de ferme au travail. Ces jeunes gens s'étaient reposés la veille, et maintenant ils étaient frais et dispos. Ils sortirent tous ensemble, et à peine avaient-ils fait un demi-kilomètre, que le fermier s'affaissa sur lui-même : il était évanoui. On le ramena à la ferme, on le mit au lit. Il demanda, après avoir recouvré ses sens, qu'on lui fît une rôtie au vin chaud sucré, et, prétendant qu'il avait besoin de transpirer, il se fit couvrir outre mesure et enfermer dans ses rideaux. Il traîna ainsi pendant quatre jours sans appeler de médecin, se plaignant de la tête, vomissant des flots de bile verte, ayant la fièvre, etc. Le cinquième jour au soir, voyant que le mieux n'arrivait pas, on se décida à aller chercher un officier de santé qui demeurait à huit kilomètres de la ferme. Il vint fort tard, et reconnut une fièvre bilieuse du plus mauvais caractère. Il blâma la famille d'avoir tant attendu, fit une prescription, et laissa entrevoir que la fin du malade n'était pas éloignée. En effet, quarante-huit heures après sa visite, cet homme rendait son âme à Dieu.

Quels enseignements résultent de ce fait! Des ouvriers ayant travaillé comme leur maître, ayant eu chaud comme lui, ayant été mouillés comme lui, se sont astreints à un jour de repos complet pour se reposer de leurs fatigues et de leur courbature, ils en ont été quittes à bon marché; le maître ne veut pas par son exemple encourager ce qu'il appelle la paresse, il brave la fatigue, et paie de sa vie sa témérité et son entêtement.

Ces exemples sont loin d'être rares; il suffit de vivre pendant quelque temps au milieu des cultivateurs pour trouver un certain nombre de faits semblables.

Le *repos* ne suffit pas seul, il faut de plus imposer la *diète*, sinon une diète absolue, rigoureuse, du moins une *demi-diète*, pour laquelle nous conseillerons une boisson appropriée au genre d'affection (tilleul, eau d'orge, infusion de mauve, limonade, sirop de groseilles étendu d'eau, bouillons, potages, laitages, fruits rouges, oranges, compotes, confitures, etc.).

Si l'indisposition a un caractère particulier bien tranché, un médecin sera appelé, et il conseillera la médication à suivre. Y a-t-il un mal de gorge, il prescrira tel ou tel gargarisme, des bains de pied, un vomitif. Y a-t-il une courbature, il ordonnera un purgatif, un bain. Y a-t-il un embarras gastrique, il administrera soit un vomitif, soit un purgatif. Y a-t-il des étourdissements causés par trop de sang, il conseillera soit une saignée, soit des sangsues, soit des ventouses, soit des purgatifs, etc. Lui seul peut venir efficacement en aide aux gens indisposés dans tous ces cas et dans tous ceux que nous omettons à dessein, ne voulant pas faire un traité de médecine domestique, parce que certains individus, ayant déjà trop de tendance à se passer des conseils du médecin, ne manqueraient pas de se médicamenter à tort et à travers, et d'interpréter d'une manière désavantageuse pour leur santé les avis tracés dans ces sortes de livres.

CAUSERIE XIIe

DES SOINS DANS LES MALADIES

Dès qu'on est malade, il faut se mettre au lit. — Diète rigoureuse. — Dangers de la rôtie au vin chaud sucré. — De la médication camphrée de Raspail. — Les habitants des villes appellent ordinairement le médecin au début des maladies. — Les paysans ne font pas de même. — De l'influence et de la prépondérance des charlatans sur toutes les classes de la société. — Du médecin des urines. — Des affranchisseurs. — Des somnambules. — Des empiriques. — Des rebouteurs. — Des guérisseurs de douleurs, etc. — La graisse de pendu. — Des sorciers. — Des charlatans diplômés. — De l'homœopathie. — — Arrivée du médecin près des malades. — Difficulté de faire de la médecine à la campagne. — Des soins physiques à prodiguer aux malades. — Du lit. — De la chambre. — De l'éclairage. — Du bruit, etc. — Importance de l'exécution ponctuelle des prescriptions du médecin. — Des gardes-malades et de leurs qualités. — Des soins moraux à donner aux malades. — Administration des derniers sacrements. — Alimentation des convalescents. — Danger des indigestions. — Promenades. — Soins de propreté. — Une chevelure très-compromise, mais sauvée par l'habileté d'un coiffeur. — Lectures gaies. — Conversations attrayantes.

Dès qu'on se sent malade, il faut *se mettre au lit*. Si l'on ressent des frissons, si la fièvre vous prend en froid, il faut faire bassiner son lit avant de se coucher. On doit de plus se mettre à la *diète*, non plus à la demi-diète, comme pour une indisposition, mais à une diète sévère et rigoureuse. On prendra seulement de la tisane, et l'on proscrira la déplorable et très-enracinée coutume d'administrer cette fameuse rôtie au vin chaud sucré, que ne manquent jamais de préparer et de faire préparer tous les malades de la campagne, quel que soit le genre d'affection dont ils soient atteints.

A la ville, on se préoccupe, en général, des maladies, et l'on ne perd pas un temps précieux à attendre et à essayer tels ou tels remèdes de commères. On rencontre bien encore, surtout dans la classe ouvrière, quelques personnes imbues des idées de Raspail, et qui désirent employer d'abord le camphre, la pommade camphrée, l'eau sédative, etc., dans l'intention d'obtenir une guérison qui ne vient pas. Ils voient bientôt que le camphre n'est pas un spécifique, et que la médication vantée par ce chimiste éminent, qui n'est pas du tout médecin, n'a pas la plus petite portée. Du reste, cette médication est aujourd'hui à peu près abandonnée : si elle a eu un moment de vogue, comme toutes les choses nouvelles, elle est tombée à plat parce qu'elle n'a pu tenir ses promesses, et que la théorie sur laquelle elle était fondée était fausse.

La plupart des habitants des villes appellent donc le médecin au début des maladies, ce qui simplifie de beaucoup les choses, et rend sa tâche plus facile et plus agréable; car il guérit alors ses malades plus vite et plus sûrement que lorsqu'il est demandé trop tard.

A la campagne, on n'appelle jamais le médecin tout de suite, on veut voir quelle tournure prendra le mal... On attend, on temporise...; puis au bout de quelques jours, découvrant que le pauvre malade va de mal en pis, on se décide un soir, à la rentrée des champs, lorsque la journée est finie pour tous, à aller chercher le médecin; et qu'il demeure près ou loin, peu importe, on le harcèlera, on le tourmentera jusqu'à ce qu'il ait promis de venir. On s'inquiète peu s'il a lui-même besoin de repos. Le médecin, en général, ne sait pas refuser : il ira donc voir le malade, il prescrira un traitement approprié à l'état du sujet. Mais s'il ne guérit pas vite au gré du malade, des parents du patient, ou des commères du voisinage, on ira consulter, suivant le cas, ou le médecin des urines, ou un empirique, ou un vétérinaire, ou une somnambule, ou un rebouteur, etc.

On a peine à comprendre le degré de confiance que les habitants des campagnes accordent à tous les charlatans dont nous venons de faire l'énumération.

Le *médecin des urines* exerce sur leur imagination une grande impression. On vient le consulter de vingt-cinq, trente, quarante, et même cinquante kilomètres à la ronde, et il fait souvent fortune, tandis que le pauvre médecin de campagne végète. L'un est un charlatan fieffé, un ignorant de premier ordre; l'autre est un homme instruit, modeste, éclairé, prudent... Le choix pour les campagnards ne saurait être douteux; ils préfèreront l'homme qui s'approchera davantage d'eux par la tenue, le langage, les manières, qui flattera le plus leurs goûts et ne les astreindra pas à tous les soins hygiéniques, à toutes les prescriptions médicamenteuses que formulera le médecin.

Nous entendions, il y a quelques mois à peine, un habitant aisé et intelligent de la campagne établir le parallèle entre le médecin et le vétérinaire. Il trouvait qu'un vétérinaire avait beaucoup plus de mérite qu'un médecin, parce que, les animaux qu'il soignait ne pouvant parler et indiquer le siége de leur mal, il fallait qu'il le trouvât, qu'il le devinât. Nous lui demandâmes si tous les jours le médecin n'avait pas à traiter des gens ne parlant pas : les petits enfants, par exemple, les gens en délire, les individus frappés d'apoplexie, etc. Il ne se tint pas pour battu, et nous répondit que cela constituait l'exception pour les médecins, tandis que pour les vétérinaires les choses se passaient toujours telles qu'il les avait dites... Il ne voulut pas en démordre. Nous ne poursuivîmes pas cette discussion, nous n'eussions obtenu aucune concession, et notre intention n'était pas de discuter sur le peu de mérite des vétérinaires des campagnes, qui, à quelques exceptions près, ne sont fort souvent que des empiriques, des affranchisseurs ou des maréchaux-ferrants... Ils ne connaissent que deux choses, la *saignée* ou le *feu*. Faites donc de la médecine chez des individus ainsi prévenus! Pauvres médecins ruraux, combien nous vous plaignons!

Les *somnambules* ne sont guère en faveur que dans les villes, et surtout dans les grandes villes, où il y a tant et tant de dupes à faire, où il y a tant de gens, et notamment tant de femmes, qui ne demandent qu'à être trompés. S'il était permis de citer ici tous les noms aristocratiques qui se heurtent dans les salons des somnambules sous tel ou tel prétexte, on resterait confondu, ébahi !... Mais, direz-vous, qu'est-ce donc qu'une somnambule! Eh! mon Dieu, ce sont en général de pauvres et malheureuses filles hystériques, d'une moralité plus que douteuse, associées à des charlatans faméliques : et les voilà simulant l'extase, la catalepsie, le sommeil, et débitant avec l'assurance la plus bouffonne plus d'inepties qu'on n'en saurait imaginer; inepties bien payées, bien acceptées et crues avec une foi très-robuste.

Les *empiriques* ont également une grande vogue auprès de certains esprits et dans certaines circonstances. Le docteur Noir, dont toute la France s'est occupée, et qui prétendait guérir le cancer, était-il autre chose qu'un effronté charlatan? Il y a quelques jours on condamnait à Paris un empirique qui avait voulu guérir une femme atteinte d'un cancer de la face; la femme était morte dans les quarante-huit heures, et à l'autopsie on trouvait dans tous les organes une effroyable quantité d'arsenic. Cet individu avait appliqué ce qu'il ne connaissait pas, l'orpiment; il y avait eu une épouvantable absorption d'arsenic : la femme était morte empoisonnée. Ces malheurs-là arrivent tous les jours. Il est vrai que cet homme, qui ne savait pas lire, — cela a été démontré aux débats, — avait demandé sept mille francs : c'est ce qui avait fait tout son mérite : un homme qui demandait sept mille francs ne pouvait pas être un âne. On lui donna cette somme, la femme mourut empoisonnée, et l'homme fut condamné à deux ans de prison.

Les *rebouteurs* sont une autre plaie. Un individu se casse ou se démet le pied; vous croyez qu'on va chercher le médecin? Non, on va chez le rebouteur. C'est ordinairement un homme grossier, sans éducation; mais il reboute, dit-on, de père en fils. Tous les gens qui s'en sont servis vous diront : « Il m'a parfaitement bien rebouté; voyez, je marche à merveille. » Mais comme le rebouteur ne sait pas distinguer une fracture d'une entorse, il achève souvent de casser un membre incomplétement cassé; et quand il s'agit d'une entorse, il ne l'empêche pas de guérir : voilà tout. Riches ou pauvres, les gens ne veulent pas autre chose que le rebouteur.

On a voulu savoir quelles étaient les pratiques de certains rebouteurs moins inhabiles et plus heureux : on a donc étudié tous leurs procédés, qui ont été introduits dans le domaine médical par des médecins honnêtes. Mais, encore aujourd'hui, on aime mieux le rebouteur, parce que c'est un homme stupide et grossier, et l'on ne veut pas du médecin qui a appris et qui sait ce qu'il fait.

L'étrangeté du remède est bien encore pour quelque chose dans sa valeur. Savez-vous comment à la campagne certains empiriques guérissent les douleurs? C'est très-simple. Lorsque, le dimanche, en allant à la messe, — cette condition est de rigueur, — ils trouvent une taupe mâle, ils la saisissent et l'étreignent entre leurs mains de manière à l'étouffer. Tant que leurs mains n'ont pas été lavées, et ils n'abusent pas du savon, ils sont aptes à guérir toutes les douleurs. Vous entendrez des gens très-recommandables vous dire : « J'ai fait venir cet empirique, et il a guéri mes douleurs en me frottant ; il a guéri celles de ma femme, celles de ma vache. »

Le cœur de crocodile, le cœur de caméléon, sont des remèdes très-puissants pour guérir la fièvre quarte. Le quinquina, mais qu'est-ce que cela? Le cœur de crocodile et le cœur de caméléon doivent être bien plus parfaits.

Dans les siècles passés, les bourreaux étaient en grand honneur; ils vendaient de la graisse de pendus. Le fait est authentique. Le docteur Trousseau possède une réclame d'un pharmacien de Paris, qui déclarait que sa graisse humaine valait mieux que celle du bourreau, attendu qu'en l'assaisonnant de certaine façon il l'empêchait de rancir. Il y avait lutte entre les apothicaires et les bourreaux pour vendre de la graisse humaine.

La superstition est aussi très-vivace dans les campagnes. Ne voit-on pas journellement les tribunaux retentir des mystifications sans nombre auxquelles ont été en butte certains cultivateurs de la part de prétendus sorciers ou sorcières qui leur ont extorqué, sous n'importe quel prétexte, des sommes plus ou moins fabuleuses ?

Ne signale-t-on pas non plus des actes inouïs de sauvagerie commis par des cultivateurs sur de pauvres gens qu'ils accusent fort mal à propos de leur avoir jeté un sort, et d'avoir fait que par des sortiléges leur famille soit en butte à des maladies, ou que leurs troupeaux soient décimés par des épizooties ?

Qu'ils prennent donc la peine de consulter, pour la maladie de leur famille, un médecin éclairé; pour la maladie de leurs bestiaux, un vétérinaire habile; et ils verront bientôt que la sorcellerie n'est pour rien dans les malheurs terribles qui sont venus les atteindre.

Nous avons parlé tout à l'heure d'une série de charlatans exploitant la crédulité publique, et exerçant sur l'imagination une fascination réelle, et nous recommandions de s'en méfier. Mais ce que nous n'avons pas dit, c'est qu'il faut redouter encore ces charlatans diplômés, qui promènent dans toutes les villes et dans toutes les bourgades de la France leurs secrets moyens de guérison, se faisant toujours remettre par leurs trop nombreuses dupes une grosse somme d'argent avant de commencer à traiter une maladie dont leur remède doit constamment triompher. Affreux et ignobles charlatans que les associations de médecins traquent de tous côtés, et qui, réduits aux derniers expédients, vont lancer dans les villes et dans les campagnes leurs circulaires annonçant que tel jour à telle heure ils seront visibles à telle auberge. Les uns guérissent les dartres, les autres guérissent toutes les maladies des yeux; ceux-ci font disparaître à tout jamais la surdité, ceux-là triomphent de toutes les maladies nerveuses, y compris l'*épilepsie*. Quelques-uns guérissent toutes les maladies chroniques, etc.

Méfiez-vous de ces effrontés coquins qui ont peu de souci de vos santés, mais qui ont grand'soif de votre or. Leurs promesses sont toutes mensongères, et les certificats qu'ils étalent en si grand nombre sous vos yeux pour attester le succès de leur méthode, n'ont aucune valeur réelle; ils émanent pour la plupart de personnes jouant le rôle infâme de compères.

L'*homœopathie* doit aussi trouver sa place ici ; car c'est une jonglerie des plus ébouriffantes, une mystification des plus incroyables, comme nous espérons le démontrer. Nous laisserons la parole à un éminent professeur de la faculté de médecine de Paris, à M. Trousseau.

« C'est une chose étrange, dit le savant clinicien, que de croire à l'homœopathie ; mais enfin que voulez-vous que j'y fasse ? Il y a des gens qui croient à tant de choses, qu'en vérité ils peuvent bien croire à celle-là.

« Avant de parler de l'homœopathie, j'ai voulu en essayer. J'en ai essayé publiquement, dans les salles de mon hôpital, non pas que je me croie permis de faire des expériences sur des malades d'hôpital : je les ai faites dans des cas où je pouvais faire de la médecine expectante, où je pouvais attendre ; dans des cas où la maladie pouvait se guérir par les efforts de la nature, ou bien étaient au-dessus de toutes ressources. Je me croyais donc permis de donner des médicaments que je regardais comme tout à fait inoffensifs, après en avoir fait usage sur moi-même d'abord. Pendant plus de six mois, à l'Hôtel-Dieu de Paris, j'ai fait des expériences avec les globules homœopathiques, et je vous déclare sur mon honneur que jamais une fois dans ma vie je n'ai vu un effet que je pusse et que je dusse rapporter à l'action de ces remèdes.

« Vous ne savez sans doute pas ce que c'est qu'une dose homœopathique. Écoutez un instant.

« Vous prenez une goutte de n'importe quelle substance ; supposons que ce soit une goutte de suc de pavot qui contient de l'opium ; vous la mettez dans cent gouttes d'eau distillée, puis vous agitez d'une certaine façon le petit flacon dans lequel le tout est contenu, et vous donnez trente-cinq secousses ; mais, entendez-le bien, ceci est sacramentel, *de l'est à l'ouest*. Je ne plaisante pas le moins du monde.

« Vous prenez une goutte de ces cent gouttes, vous la mettez dans cent autres gouttes d'eau distillée, et vous faites comme précédemment.

« Notez bien que chaque goutte ou chaque division s'appellera une dilution ou une atténuation. Si vous prenez une goutte de la première, c'est un centième de grain ; si vous prenez une goutte de la seconde, c'est un centième de grain multiplié par 100, c'est-à-dire un dix-millième de grain ; à la troisième atténuation, c'est un millionième de grain. Mais, comme on fait cela trente-deux fois, on arrive à une fraction dont le numérateur étant 1, le dénominateur est un suivi de soixante-quatre zéros, c'est-à-dire que la goutte de suc de pavot se trouve maintenant répandue dans une quantité de liquide qui serait contenue dans une sphère ayant un diamètre plus grand que la distance de la terre au soleil.

« M. Korsakoff a été plus loin. La trente-deuxième dilution, dit-il, c'est trop fort ! Il est allé jusqu'à la quinze centième atténuation, c'est-à-dire jusqu'à une fraction dont le numérateur est 1 et le dénominateur 1 suivi de trois mille zéros !...

« Voilà où arrive la folie homœopathique.

« Savez-vous l'objection qu'on oppose ? Lorsque, devant des homœopathes, moi tout le premier, les élèves de mon service, les malades qui en riaient, nous prenions des flacons tout entiers de leurs globules, malgré les menaces d'une attaque d'apoplexie, d'un crachement de sang, de ceci ou de cela, sans jamais éprouver le plus petit effet, ils disaient : « Sans doute, nos doses agissent sur l'homme malade, mais « non sur l'homme sain. »

« Il n'y a qu'une petite difficulté, c'est que les expériences homœopathiques ont été faites sur l'homme sain par Hahnemann lui-même, le grand chef de l'école homœopathique, le père de cette doctrine. Hahnemann s'attablait avec quatre, cinq, six de ses adeptes, tous hommes bien portants ; ils prenaient les remèdes, et pendant huit, quinze jours, un mois, deux mois quelquefois, ils écrivaient consciencieusement toutes les sensations qui traversaient la plus petite partie de leur corps : c'est avec cela qu'a été faite la matière médicale de Hahnemann. J'en appelle à ceux qui voudront la lire, c'est une étude philosophique assez curieuse. Par conséquent, l'objection tirée de ce qu'on applique à l'homme sain ce qui doit être appliqué à l'homme malade est une objection sans aucune valeur. »

Assez sur ce triste et douloureux sujet. Revenons au médecin, mais au médecin réellement digne de ce nom.

Le médecin est arrivé dans une famille où l'on a confiance en lui. Il examine avec une scrupuleuse attention le malade, et institue une médication qui devrait être ponctuellement suivie, et qui cependant ne le sera pas toujours, parce que chacun a la prétention d'avoir des connaissances en médecine. En doutez-vous? Écoutez encore le professeur Trousseau.

« Il n'y a pas un château, à moins qu'il n'ait été acheté par des roturiers, qui ne conserve ses traditions et ses livres de recettes. On en a contre la rage, on en a contre les ulcères, contre les hydropisies, contre les maux d'yeux.

« Je n'aurais rien à dire de cette administration gratuite qui se fait aux pauvres malades, parce qu'en définitive les trois quarts du temps cela est donné par des mains honnêtes, si dans quelques circonstances il n'y avait un danger très-grand. Les recettes contre certaines maladies des yeux sont périlleuses, les recettes contre la rage sont plus dangereuses encore. On est mordu d'un chien, on prend la recette de saint Hubert, ou la recette transmise dans une famille; on ne cautérise pas, on n'enlève pas la partie malade, et l'individu succombe deux à trois mois après avec des accès épouvantables de rage. Ce n'est pas le remède qui l'a tué, je ne l'accuse pas, mais le remède a empêché la médecine utile d'agir; à ce titre, le remède a été dangereux. »

A la campagne, le pauvre médecin aura à lutter contre les antipathies très-prononcées que les habitants ont pour tel ou tel médicament, pour telle ou telle forme de remède. En général, ils aiment peu les *pilules;* ils se figurent qu'elles abîment l'estomac. Qu'ils sachent donc bien que ce n'est pas la pilule en elle-même qui peut avoir une bonne ou mauvaise action sur les voies digestives, mais bien le médicament ou les médicaments dont elle est composée.

Rien de plus difficile que de faire de la médecine à la campagne, surtout si l'on n'a pas sur ces hommes, si mal façonnés à la politesse, un irrésistible ascendant que peu de médecins savent prendre... et conserver. Nous ne connaissons que deux médecins ruraux de nos amis qui aient pu, dans les campagnes, se poser de telle façon qu'on n'ose pas leur résister.

Il ne suffit pas de se mettre à la diète et de prendre des médicaments, il faut encore que certains soins soient prodigués aux malades.

Nous allons en dire quelques mots.

Le malade sera déshabillé rapidement, et, avant de le mettre au lit, on lui fera revêtir, si c'est un homme, une chemise, un gilet, un bonnet de coton simple ou double, suivant la saison. Si c'est une femme, une chemise, une camisole et un bonnet.

On changera ces *vêtements* dès qu'ils seront imprégnés de sueur, ou dès qu'ils seront maculés par l'urine ou les matières excrémentitielles. Il faut que les malades soient tenus très-proprement; c'est là un point essentiel et sur lequel on ne saurait trop insister.

Le *lit* d'un malade est une chose de la plus haute importance; il ne doit être ni trop dur ni trop mou. Nous repoussons le lit de plume, connu plus particulièrement en Touraine sous le nom de *couette*, et qu'on trouve dans tous les ménages, et nous préférons le *matelas*. Le malade sera autant que possible placé au milieu de son lit; sa tête sera tenue élevée à l'aide d'un traversin et d'un ou plusieurs oreillers, assez durs, assez résistants. Il y aura des couvertures en nombre suffisant, selon la saison dans laquelle on se trouve.

Le lit sera disposé dans la chambre de manière qu'on puisse circuler tout autour.

Selon le genre et la gravité de la maladie, le médecin seul décidera si le lit doit ou ne doit pas être fait dans les vingt-quatre heures. On rencontre des malades indociles ou impatients qui, ayant séjourné plusieurs jours de suite au lit, se plaignent d'être mal couchés et demandent avec instance qu'on les lève. S'il y a danger à le faire, il faut tenir bon et ne pas accéder à leurs obsessions. Quand on peut permettre de faire le lit, et que le malade est trop faible pour se lever, il faut le transporter ou le faire glisser d'un lit dans un autre, après avoir pris la précaution de bassiner complétement les draps du lit de repos, quelle que soit du reste la saison.

Si dans une affection très-grave les malades ont du délire, comme il est présumable qu'ils ne demanderont pas à satisfaire certains besoins, on glissera sur le drap de dessous des *alèzes* ou draps pliés en plusieurs doubles, et l'on aura soin de les enlever et de les changer dès qu'elles seront salies.

Si les malades ont conservé leur intelligence, mais qu'ils soient trop faibles pour satisfaire ces besoins en se levant, on se précautionnera d'un urinal et d'un bassin plat.

On veillera à ce que les draps et les alèzes soient toujours très-propres.

La *chambre* d'une personne malade doit être d'une exquise propreté. On n'y laissera séjourner, sous quelque prétexte que ce soit, ni vases contenant de l'urine ou d'autres matières excrémentitielles, ni linges imprégnés d'urine ou de sueur, etc. On renouvellera l'air en ouvrant les fenêtres de temps en temps, suivant la saison, et en prenant les précautions voulues pour que le malade ne se refroidisse pas. On pourrait, dans certains cas, après quelques évacuations très-fétides, s'il en était besoin, enfermer le malade dans ses rideaux, et tout ouvrir à la fois, portes et fenêtres; alors la chambre serait assainie et l'air renouvelé en quelques instants.

La température d'une chambre de malade doit toujours être douce, modérée.

Il ne faut jamais tolérer qu'il y ait trop de lumière, soit naturelle, soit artificielle, dans la chambre.

Le malade doit être soustrait à l'action du bruit, du tatage, des cris des enfants, des conversations bruyantes, des nombreux visiteurs. Ce dernier point, qui est si important, est un des plus difficiles à obtenir.

Une des conditions rigoureuses, indispensables au succès du traitement institué par le médecin, c'est l'exécution ponctuelle de ses ordonnances ou de ses prescriptions.

Dans les villes, on peut toujours suivre à la lettre les ordres du médecin. Si une famille craint de mal soigner son malade, elle le confie à des filles éprouvées, consacrées à Dieu, qui rendent des services réellement signalés. Les religieuses consacrées à la garde des malades sont certainement très-méritantes et dignes des plus grands éloges.

Dans les campagnes, l'exécution des prescriptions du médecin est à peu près impossible. Les membres de la famille, se livrant à des travaux pénibles et fatigants durant le jour, ne peuvent passer la nuit près du malade; de sorte que, pendant le jour et pendant la nuit, le patient est souvent délaissé: on lui fera bien prendre de temps en temps une tasse de tisane ou une cuillerée de potion, mais il ne faudra pas exiger davantage. On ne trouve pas de gardes-malades, et celles qui voudraient remplir ces délicates fonctions ne sont pas suffisamment dressées (qu'on me passe cette expression), de sorte qu'on ne saurait rien leur demander de bien précis, de bien mathématique. Les religieuses chargée du soin des malades dans les villes ne sont appelées que très-exceptionnellement chez les cultivateurs, à moins que de grandes épidémies, comme celles du choléra, ne viennent à faire d'affreux ravages.

Et cependant, dans les maladies très-graves, c'est de l'administration ponctuelle des médicaments prescrits par le médecin que dépend la guérison. Une garde-malade seule, lorsqu'elle est intelligente toutefois, peut avoir assez de sang-froid pour tout retenir et pour tout faire exécuter.

Qu'on nous permette de raconter une petite anecdote qui nous appartient, et dont nous garantissons la sévère exactitude et authenticité. Nous fûmes consulté dans notre cabinet, il y a quelques années, par une jeune femme des environs de Tours, qui venait nous demander un conseil pour son mari atteint d'une douleur rhumatismale dans l'une des deux épaules (nous ne nous rappelons plus laquelle). La maladie était peu grave, disait-elle, mais cela l'empêchait de travailler et le faisait souffrir. Nous lui prescrivîmes un liniment volatil camphré, et lui remîmes une ordonnance afin qu'elle allât chez un pharmacien chercher de quoi guérir son mari. « Vous frotterez son épaule soir et matin avec cela, » lui avons-nous dit en la congédiant. Elle partit.

Au bout de quelques jours, nous la voyons arriver de nouveau à l'heure de notre consultation. Elle a l'air tout piteux. « Mon mari ne va pas mieux, Monsieur, nous dit-elle; mais ce n'est pas étonnant; j'ai oublié de vous demander si c'était du côté de l'écrit ou du pas écrit qu'il fallait le frotter; ma foi, à tout hasard, je l'ai frotté du côté de l'écrit; mais ça ne lui a rien fait, et comme le papier est usé, je viens vous en demander un autre et la manière de s'en servir. » Nous eûmes toutes les peines du monde à ne pas lui rire au nez. Nous lui expliquâmes qu'il fallait, avec le papier que nous lui avions remis, aller chez un pharmacien chercher une drogue avec laquelle elle aurait frictionné son mari; que notre papier ne pouvait pas le soulager, mais que la drogue du pharmacien l'aurait guéri. « Fallait donc me le dire tout de suite, s'écria-t-elle; vous m'avez recommandé de le frotter avec ça (votre papier), je l'ai frotté; mais, je vous le répète, ça ne lui a rien fait du tout. » Nous n'avons pas eu de peine à le croire.

Elle se rendit chez un pharmacien avec une ordonnance nouvelle, fit des frictions avec le liniment que nous lui avions prescrit, et quelques jours après son malade était guéri.

Confiez donc des individus atteints d'affections graves à des femmes aussi intelligentes que celle-là, et le résultat ne sera douteux pour personne.

Mais nous parlions des gardes-malades : ajoutons donc que si l'on a la bonne fortune de se procurer une garde-malade intelligente, elle mettra auprès du lit du malade, sur une table recouverte d'une serviette blanche, les divers médicaments à administrer, afin de pouvoir tout embrasser d'un coup d'œil rapide, et de ne pas chercher. Qu'elle prenne bien garde de ne jamais confondre un remède pour l'usage externe avec un remède à administrer à l'intérieur. Le papier, la boîte ou la bouteille renfermant un médicament à employer à l'extérieur sont toujours revêtus, en France, d'un papier d'un rouge orangé sur lequel est imprimé en gros caractères noirs ces mots : *Médicament pour usage externe.* Les Anglais ont poussé la précaution plus loin que nous : ils ont écrit sur cette même bande rouge le mot *poison*. Mais, comme tout le monde ne sait pas lire, ils ont ajouté *une tête de mort* et *deux os en croix*. Il n'y a plus chez eux d'erreur possible; et l'on ne saurait trop désirer de voir un *fac-simile* de leurs étiquettes introduit dans notre pays, surtout en présence des erreurs qu'on enregistre journellement, et qui causent bien souvent la mort.

Elle placera sous le lit ou dans la table de nuit, s'il y en a une, l'urinal et le bassin plat.

Elle respectera le sommeil des malades et ne les réveillera jamais, à moins d'indication pressante et formelle de la part du médecin, pour leur faire prendre ou un peu de tisane, ou une pillule, ou une cuillerée de potion, comme nous avons eu l'occasion de l'observer tant de fois.

La garde-malade devra être douce, adroite, patiente, gaie, mais non bruyante dans sa joie, sobre, tempérante; et si de plus elle peut être pieuse, elle sera une garde-malade accomplie... Hélas! il y en a bien peu qui réunissent toutes ces conditions, à moins qu'on ne les prenne parmi les religieuses.

S'il faut s'occuper attentivement, minutieusement du *physique* du malade, il faut bien se donner de garde de négliger son *moral*.

On ne doit pas prendre ou conserver devant lui un visage morne, triste, abattu, désolé. On ne doit pas parler devant lui de choses tristes, de maladies ayant eu une issue funeste, ni l'entretenir de mauvaises nouvelles; il faut, au contraire, avoir l'air calme, tranquille, lui faire entrevoir la perspective d'une prompte et solide guérison, lui inspirer un doux espoir, l'amener à de petites pratiques religieuses, lui faire réciter matin et soir quelques très-courtes prières; lui parler de temps en temps de la bonté et de la puissance de Dieu, et, si la maladie doit avoir une issue funeste, le préparer doucement, prudemment, délicatement à la réception des sacrements de l'Église... Combien peu de gens savent s'y prendre pour préparer les malades à cette si importante affaire, la réception des derniers sacrements! Quelle que soit la classe de la société à laquelle ils appartiennent, ils sont embarrassés pour en arriver là; ils craignent d'épouvanter, d'effrayer les malades, de hâter leur fin!... Vaines terreurs!... il est toujours facile de faire comprendre aux malades que Dieu seul peut calmer instantanément leurs souffrances; que Dieu seul peut avancer le terme de leur guérison; que la science est impuissante à marcher aussi vite que Dieu, à pouvoir ce qu'il peut : et nul malade ne se refuse habituellement à croire des vérités semblables à celles-là. Rien d'ailleurs ne prédispose à la foi comme le recueillement que goûte l'âme dans une longue maladie. Ne craignez donc pas et ne tremblez pas ainsi, gens de peu de foi, votre démarche fera en général beaucoup de plaisir et beaucoup de bien aux malades. Rapportez-vous-en à notre vieille expérience.

Mais si, au lieu de se terminer d'une façon funeste, la maladie marche vers la convalescence, il y a encore ici des précautions à prendre, car une imprudence peut avoir la *mort* pour conséquence.

Nous venons d'être témoin d'un fait de ce genre.

Un riche banquier, âgé de quarante-neuf ans, atteint d'un catarrhe de la vessie, est dirigé par son médecin sur Vichy pour y prendre les eaux. Le séjour de Vichy fut des plus contraires à ce pauvre malade, qui quitta cette station thermale en proie à une très-vive exaltation. Il arriva à Contréxeville dans un état assez inquiétant. Depuis quelques jours il commençait à aller mieux, sortait, se promenait, paraissait plus gai, lorsque son beau-frère eut le malheur de lui faire savoir que M. X..., un de ses amis, allait à Vichy. A ce mot de Vichy, qui lui rappelle tous ses malheurs, toutes ses souffrances, ce banquier tomba dans un état de sidération nerveuse telle qu'il ne prononça plus une parole, qu'il se refroidit, et que, malgré les sinapismes dont on le recouvrit, la mort avançait à grands pas. On le fit administrer sur-le-champ. La nuit fut assez calme. Le lendemain, il prononça encore le mot de *Vichy*, retomba dans les mêmes crises et mourut en quelques heures.

L'alimentation des convalescents devra être surveillée d'autant plus sévèrement, que dans les campagnes on ne se pique pas de sobriété, et qu'on se figure toujours que le médecin veut vous laisser mourir de faim.

On permettra du bouillon d'abord, puis des potages gras, des potages maigres, un peu de laitage; plus tard on accordera un œuf à la coque, quelques légumes herbacés, tels que épinards, chicorées, etc. On arrivera ensuite à faire prendre des viandes blanches, grillées ou rôties, et enfin, quand la santé sera à peu près parfaite, des viandes noires. On surveillera attentivement la boisson, qui dans les premiers temps consistera exclusivement en *eau sucrée,* à laquelle on ajoutera graduellement une ou plusieurs cuillerées de bon vin rouge vieux, jusqu'à ce qu'on soit arrivé à administrer un quart ou un tiers de cette liqueur pour trois quarts ou deux tiers d'eau. Nous recommandons instamment de procéder toujours avec beaucoup de prudence et de ménagement pour ce qui est de l'administration du vin.

Si l'on permettait aux personnes habituellement douées d'un robuste appétit et condamnées à une diète datant déjà de loin, si on leur permettait, disons-nous, des mets à leur convenance dont ils mangeraient d'assez grandes quantités sans doute, on ne tarderait pas à voir survenir de nouveau des accidents de la plus haute gravité, des rechutes presque toujours mortelles... Et cependant bien des individus ne veulent pas croire qu'une indigestion puisse produire la mort : rien n'est pourtant si vrai.

Tout le monde sait avec quel empressement il faut choisir pour les convalescents un air pur et salubre, et combien le séjour à la campagne peut leur être favorable. Il faudra aussi ventiler les chambres des malades; puis, dès que les forces le permettront, les convalescents feront de petites promenades au milieu du jour, aux rayons d'un soleil vivifiant; mais ils prendront garde de se fatiguer et de vouloir entreprendre au delà de leurs forces : la courbature et la fièvre seraient le résultat de leur imprudence.

Les convalescents veilleront aux soins de propreté. Ils changeront fréquemment de linge de corps, de vêtements; et lorsque leur état de santé sera devenu plus satisfaisant, à l'aide de lotions ou de bains ils dégageront la peau de toutes les impuretés dont elle est restée souillée pendant la maladie. Ces soins demandent beaucoup de circonspection.

Les hommes se raseront ou se feront raser.

Les femmes se feront peigner avec soin, avec prudence.

Une femme ne doit jamais se hâter de sacrifier sa chevelure, même après une maladie de plusieurs mois : nous venons d'en avoir encore un récent exemple. Nous avons donné des soins à une jeune femme atteinte d'une pleurésie, pendant les derniers jours du mois de décembre 1860; elle est restée en danger de mort jusqu'au mois de juin suivant, et elle n'a pu penser à sa chevelure que dans le courant du mois de juillet. Nous lui avions plusieurs fois déjà donné le conseil de se débarrasser de ce feutrage épais de cheveux qui s'était fait depuis six mois, et qui avait été imprégné de sueur, de poussière, etc. Elle ne voulut rien faire sans prendre l'avis d'un coiffeur habile, qui promit de lui conserver sa chevelure. Il n'a pas fallu moins de cinq séances de deux à trois heures chacune pour arriver à ce résultat merveilleux, qui a été obtenu à notre très-grand étonnement. Quelques mois après la chevelure de cette jeune femme était magnifique, et ne semblait pas avoir souffert le moins du monde de la négligence dont elle avait été l'objet depuis si longtemps.

Enfin, dans la convalescence, on devra se livrer à quelque exercice non-seulement corporel, comme nous l'avons déjà dit, mais encore intellectuel.

On fera quelques lectures gaies, attrayantes, et on ne les prolongera pas trop.

On se livrera au charme de la conversation, et on en usera très-modérément. On recevra ses amis, ses parents, mais avec discrétion.

On évitera toutes les préoccupations morales, toutes les émotions, de quelque nature qu'elles soient.

On ne se hâtera pas de reprendre une profession fatigante qui exige un grand déploiement de forces. A la suite d'une maladie grave et longue, on reste faible, très-faible même pendant longtemps, et l'on se trouve dans l'impossibilité de se livrer à un travail qui exige quelque vigueur. Il faut alors savoir attendre, et, lorsque les forces seront suffisamment revenues, ne pas s'exposer à entreprendre au début un ouvrage trop considérable et trop pénible.

En terminant cette causerie, nous recommanderons avec instance aux malades de ne jamais se laisser guider par le bon marché et par le prix modique des visites de tel ou tel praticien, mais de choisir un médecin dans lequel ils aient confiance, et qui la mérite et par son caractère honorable et par son talent.

CAUSERIE XIIIe

DE L'HYGIÈNE DANS LES ÉPIDÉMIES

Dans les épidémies, il faut des soins de propreté excessifs. — Flanelle sur la peau. — Conserver très-tard ses vêtements d'hiver. — Assainir les habitations. — Enlever les fumiers. — Il faut un régime convenable. — Éviter les mets indigestes, les crudités, les salaisons. — Anecdotes. — Exercice modéré. — Fuir le foyer épidémique. — Anecdotes. — Influence désastreuse des passions, de l'ivrognerie, de la colère. — Anecdotes. — Danger de la peur. — Anecdotes. — Excellents effets d'un moral tranquille. — Anecdotes. — Consolations de la religion. — Des précautions à prendre lorsqu'on soigne les malades atteints de maladies épidémiques et contagieuses. — Anecdotes. — Il faut éloigner les enfants des personnes malades. — Des épidémies les plus terribles et les plus meurtrières. — Il n'y a pas, en général, de préservatifs contre les maladies épidémiques. — Préservatifs de la rougeole et de la scarlatine. — Le vaccin est un merveilleux préservatif de la variole. — Le vaccin n'a jamais engendré de maladies.

En cas d'épidémies terribles, qu'on peut regarder comme autant de calamités publiques, c'est aux gouvernements qu'il appartient de faire connaître toutes les mesures sanitaires indispensables. Cependant, en dehors de ces moyens d'hygiène générale, il est quelques précautions particulières dont chaque individu doit user, et que nous allons tracer en quelques lignes.

1° On aura des soins de propreté excessifs; on changera fréquemment de linge de corps; on prendra quelques bains et l'on portera, si c'est possible, de la flanelle sur la peau. En temps d'épidémie, il ne faut pas se dessaisir de ses vêtements d'hiver, de ses vêtements de laine, avant que la saison d'été soit réellement très-avancée.

2° On s'efforcera de rendre les habitations aussi salubres

que possible : on n'y laissera séjourner aucunes matières, ni aucuns produits, ni aucuns objets, ni aucuns animaux susceptibles de vicier ou d'altérer l'air.

Les fumiers qui se trouvent dans le voisinage des habitations devront être enlevés et portés au loin.

3° On prendra un régime alimentaire très-convenable ; on s'abstiendra des mets indigestes, des crudités, des salaisons, des salades de concombres, des melons de mauvaise qualité, des fruits encore verts. L'heure des repas sera parfaitement réglée. On ne commettra aucun écart de régime sous quelque prétexte que ce soit.

Un professeur de la faculté de médecine de Paris, M. Rostan, dans les leçons qu'il fit en 1849 sur le choléra, a rapporté à son nombreux auditoire un fait qui depuis 1832 était resté profondément gravé dans sa mémoire. Une jeune femme de vingt-cinq ans, fraîche, forte et robuste, achète un melon de mauvaise qualité, et dit à ses voisins en riant : « Moi, je me moque du choléra, je vais manger le choléra. » En effet, elle mangea sans doute trop de melon, car vingt-quatre heures après elle était morte.

Nous avons été témoin d'un fait à peu près semblable. Un homme de trente-deux ans, bien portant, déjeune en temps de choléra avec une énorme quantité de salade de concombre. Trente-six heures après il avait cessé de vivre.

Ces faits prouvent deux choses : la première, c'est que l'indifférence ne met pas toujours à l'abri des épidémies ; et la seconde, que l'excès de certains aliments indigestes peut disposer à les contracter.

4° On prendra de l'exercice, on se promènera au grand air. Les ouvriers, qui sont obligés de travailler pour gagner leur vie, devront éviter les fatigues excessives, l'humidité, les refroidissements. Ils se garderont de continuer pendant longtemps un travail insalubre et de séjourner au milieu du foyer épidémique, si leurs occupations les appellent près du lieu ou dans le lieu même où la maladie sévit avec le plus d'intensité.

Il s'est passé en 1849, dans une rue de la commune de Saint-Symphorien extra, un fait qui vient parfaitement à l'appui de ce que nous disons. Jean Testu, âgé de trente ans, d'une excellente santé habituelle, était resté une partie de la journée du 26 août dans un quartier de la ville de Tours où une maladie épidémique sévissait avec une certaine rigueur. Le 28 août il fut pris de cette même maladie, à laquelle il succomba rapidement, malgré les soins intelligents et dévoués qui lui furent prodigués par plusieurs médecins.

5° Toutes les passions qui exercent une influence si fâcheuse sur l'homme en bonne santé devront, à plus forte raison, déteindre sur lui en temps d'épidémie. L'ivrognerie, la colère, etc., sont autant d'ennemis qu'il faut écarter avec soin; car la satisfaction de ces passions amène presque constamment des catastrophes épouvantables chez ceux qui se sont laissé asservir par elles.

En voici des preuves.

Nous avons connu une jeune fille de vingt ans, forte et bien constituée, qui, après avoir passé une nuit d'orgie avec plusieurs de ses amies, fut prise dans la matinée du 12 juin 1849 d'une violente attaque de choléra. « Si je meurs, disait-elle en voyant les soins empressés dont elle était entourée à l'ambulance de Grammont, ça m'est égal, je me suis toujours bien amusée. » Les douces remontrances des sœurs de la Présentation de la Sainte-Vierge la ramenèrent à de meilleurs sentiments. Elle reçut les secours de la religion, et mourut deux jours après.

Le rôle de l'ivrognerie dans la production de certaines maladies épidémiques a été admis par tous les médecins. On a reconnu dans les hôpitaux de Paris que les débauches du dimanche et du lundi influaient notablement sur la proportion des entrées des malades; et que le lundi, par exemple, présentait une augmentation d'un huitième sur les admissions faites pendant la journée du dimanche.

Un rapport du comité de la société de tempérance de New-York fournit à cet égard quelques détails curieux. Sur trois cent trente-six victimes du choléra, il s'est trouvé cent quatre-vingt-quinze ivrognes, cent trente-un buveurs plus modérés, cinq individus sobres, deux membres de la société de tempérance, un idiot, et deux individus dont les habitudes étaient ignorées.

Voici un fait qui peut mieux que tout autre mettre en lumière l'action puissante du régime. Dans une grande filature de Saint-Pétersboug, sur sept cents individus qui y sont employés, la moitié environ, hommes et femmes, est logée et nourrie dans l'établissement, qui est soumis à une règle commune et à une active surveillance; l'autre moitié des ouvriers vit en ville et librement. Sur la première moitié, qui est la plus considérable, quatre-vingt-trois furent atteints par la dyssenterie épidémique, et cinq seulement moururent. Sur la seconde moitié, c'est-à-dire sur un peu plus de trois cents individus, il y eut cent-vingt malades et quarante-quatre morts.

La colère a été très-souvent notée comme ayant une certaine influence sur le développement de certaines maladies épidémiques. Une femme convalescente d'une indisposition légère a avec une de ses amies une très-vive altercation, pendant laquelle elle s'emporte avec violence. Une heure après, elle est aux prises avec la suette, et succombe en moins de deux jours.

6° Certains troubles de l'âme, et notamment la frayeur et la douleur, ne sont pas moins à redouter que les passions. Il faudra donc faire tous ses efforts pour être d'une gaieté calme et douce, et pour chasser l'ennui et la tristesse, s'ils essayaient de venir troubler la sérénité de l'âme; car si l'on a considéré le courage et la force de caractère comme un préservatif efficace contre toute espèce d'épidémie, on a de tout temps signalé la peur comme étant de nature à favoriser l'absorption des miasmes, et disposant à recevoir l'impression de l'influence épidémique. Ce fait semble mis hors de doute par les nombreux exemples qu'en ont rapportés tous les auteurs, et par les observations que nous avons été en position de faire nous-même un très-grand nombre de fois.

Voici un fait dont nous avons été témoin. Un homme de quarante-sept ans, fort et vigoureux, est pris de la dyssenterie le 25 juin 1861, et en quelques jours, grâce à un traitement énergique, il est guéri et en mesure de reprendre ses occupations. Déjà il sortait de chez lui, mangeait et buvait comme un homme en bonne santé, et la convalescence pouvait être regardée comme finie, lorsque, le 6 juillet, se trouvant à causer à sa porte avec quelques amis, il fut tout à coup couvert d'une quantité innombrable de *moucherons*. Une terreur subite s'empara de lui; il murmura ces paroles : « Je suis un homme mort; car l'année dernière, à Mortagne, tous ceux sur lesquels des moucherons se sont ainsi arrêtés ont succombé. » Que pouvait valoir une pareille assertion? On le comprendra sans peine. Ses amis se moquèrent de lui, et s'efforcèrent de remonter son moral. Peine inutile. Des symptômes d'une gravité effrayante se succédèrent avec une telle rapidité, qu'en dépit de la médication la plus énergique il expira le lendemain à dix heures du matin, victime de la frayeur qu'il avait éprouvée.

Dans certaines circonstances, la peur du choléra, la *choléraphobie,* a fait naître des troubles dans les voies digestives qui ont assez souvent dégénéré en choléra. Nous en avons observé plusieurs cas. Il est évident que, lors de la catastrophe du pénitencier de Tours, plusieurs détenus ont été saisis de terreur en face des effrayants ravages produits par le fléau qui menaçait de les atteindre, et qui, en effet, les atteignit bientôt eux-mêmes.

Si la peur du choléra donne le choléra, le courage et l'énergie peuvent avoir une grande influence sur l'issue de cette maladie lorsqu'on l'a contractée. En voici un exemple bien remarquable. Un nommé Besnard, âgé de quarante-sept ans, condamné à six mois d'emprisonnement pour mendicité avec menaces, fut pris dans la nuit du 13 juillet 1849, au pénitencier de Tours, d'une violente attaque de choléra. Besnard est un vieux loup de mer que rien n'épouvante; il a bien des fois exposé sa vie, et ne croit pas que la mort puisse l'atteindre de sitôt : aussi jouit-il d'un calme parfait. A peine arrivé à l'ambulance des cholériques, il fait signe à une personne qui était près de lui de s'approcher, et lui dit d'une voix éteinte : « Monsieur, si vous avez quelque autorité ici, faites donc enlever cet homme qui est couché là à côté de moi, il est mort... *Il me fait froid dans le dos.* » Le cadavre fut enlevé. Dès qu'on eut accédé à sa demande, il nous dit : « Ils y passeront tous; mais moi je m'en tirerai. Est-ce que je veux mourir du choléra, moi? » La réaction fit place à la période algide, et le 15 au soir un mieux sensible s'était opéré dans son état. Le 17 il se leva, alla visiter chaque malade, puis vint se remettre au lit. « J'ai fait ma ronde, nous dit-il ; il en mourra encore ; mais moi je m'en tirerai ; j'aurais cru les voir enterrer tous. » On lui avait fait remise des quatorze jours qui lui restaient à subir pour compléter ses six mois, et le 18, il quitta l'ambulance parfaitement guéri ; mais il revint le soir dans un état complet d'ivresse demander qu'on lui donnât à dîner et à coucher ; il avait bu dans la journée pour un franc d'eau-de-vie. On le recueillit donc, et le lendemain il se mit en route, répétant encore : « Je savais bien que je m'en tirerais. »

7° En cas de peines et de commotions violentes, il ne faut pas hésiter à appeler la religion à son secours. Qu'on n'oublie jamais que la religion est le grand remède aux grands maux, et qu'aucun n'est plus puissant et n'a un effet plus merveilleux que lui.

8° Ceux qui sont appelés à donner des soins aux malades devront prendre toutes les précautions nécessaires afin de ne pas contracter ces maladies contagieuses. Ils devront rester le moins de temps possible, pendant la nuit surtout, près des personnes atteintes du fléau épidémique. Cependant il ne faut pas que la crainte et la pusillanimité engendrent des actes coupables, sinon ignobles, et amènent ou déterminent l'abandon des malades. On ne saurait trop flétrir une semblable conduite.

Il y a toujours, nous le savons, quelques déplorables défections, en présence des terribles et meurtrières épidémies qui viennent de temps en temps désoler, affliger et décimer le genre humain. Mais il y a toujours aussi des personnes dont la présence du danger exalte le dévouement, et qui ne craignent pas alors d'affronter la mort pour guérir, soulager ou consoler les malheureux malades. De ce nombre sont les médecins, les ecclésiastiques, les religieuses, et beaucoup d'autres personnes encore dont le cœur déborde réellement de charité chrétienne.

Dans les graves épidémies de suette, de choléra, de fièvre typhoïde, de diphthérie, de dyssenterie, etc., que nous avons maintes fois traversées, n'avons-nous pas toujours vu les médecins à la hauteur de leur noble mission? Ne les avons-nous pas vus jouant, pour ainsi dire, avec le danger, afin de rassurer les victimes de ces fléaux. Le médecin en chef de l'armée d'Égypte, le baron Desgenettes, témoin de l'effroi et de la démoralisation dans lesquels étaient plongés les pestiférés et même l'armée tout entière, voulut par des actes d'une haute témérité relever leur courage ébranlé et calmer leur imagination. On ne parlait que de contagion, et l'on tremblait en présence de cette horrible peste. Pour faire taire toutes ces craintes qui n'étaient que trop fondées, Desgenettes trempa un jour, au milieu de l'hôpital, en présence des pestiférés, des infirmiers, etc., une lancette dans le pus provenant d'un abcès d'un pestiféré, et se fit plusieurs piqûres d'inoculation sur le corps. Il n'en résulta heureusement aucun danger pour lui.

Une autre fois il but avec le même bonheur dans le verre d'un pestiféré mourant une portion de son breuvage, afin de l'encourager.

Les annales de la science ne sont-elles pas remplies des noms de médecins qui sont morts victimes de leur devoir? Là, c'est Henri Blache, le fils d'une des illustrations médicales de Paris. Placé par son père près d'un enfant atteint de croup, afin de surveiller les phases de la maladie, il contracte lui-même cette terrible affection, et meurt en quelques heures victime de son dévouement; car il avait, par sa sollicitude et ses soins minutieusement attentifs, assuré la convalescence de son petit malade.

Ici, c'est Gillette, un médecin distingué des hôpitaux de Paris, qui passe la nuit au chevet d'un enfant atteint de croup également. Il est lui-même atteint de cette redoutable affection, et succombe en quelques jours.

Nous pourrions encore citer Gendron, de Château-du-Loir, et tant d'autres qui sont tombés sur le champ de bataille de la science, obscurs et ignorés; car le monde méconnaît les dangers et la gloire de ce champ de bataille. Mais Dieu, qui sait apprécier les moindres actions, qui sait la valeur des moindres intentions, le rendra glorieux en donnant à ceux qui y sont noblement et saintement tombés une immortelle récompense.

Les ecclésiastiques ont également fait leurs preuves en temps d'épidémie... Rien ne les arrête; ils bravent la mort, parce qu'ils savent qu'ils échangeront une vie de misère contre une éternité de bonheur.

Qu'on nous laisse raconter ici très-brièvement l'héroïque conduite d'un bon curé des environs de Tours.

Une épidémie de fièvre typhoïde régnait dans la commune de Saint-Avertin, et avait déjà fait quelques victimes; M. le curé X... va visiter un malade atteint de cette terrible affection, et comme il est en danger de mort, il le confesse et lui apporte la sainte communion. Le malade fait des efforts pour vomir, et ramène l'hostie sainte peu de temps après l'avoir consommée. M. le curé, n'écoutant que son zèle, fait un effort surhumain; il prend les débris de l'hostie au milieu des matières du vomissement, et la consomme immédiatement. Le généreux ministre de Jésus-Christ mourait dix jours après, victime probablement de sa foi et de son devoir, car il contracta une fièvre typhoïde qui l'enleva avec une extrême rapidité.

Les religieuses n'ont-elles pas aussi montré le plus sublime dévouement dans toutes les épidémies qui ont ravagé le monde? Ne les a-t-on pas toujours vues au premier rang prodiguer leurs consolations et leurs soins aux malheureux frappés par la maladie? N'ont-elles pas toujours sollicité la faveur d'être choisies pour ces postes périlleux dans lesquels elles n'ont à récolter que la fatigue et la mort? L'espérance d'une couronne immortelle les soutient et leur fait braver le danger!... Lors de la terrible explosion du choléra au pénitencier de Tours, en 1849, les sœurs de Marie-Joseph attachées à cet établissement furent admirables de dévouement et d'abnégation. Deux d'entre elles payèrent de leur vie les soins attentifs et délicats qu'elles prodiguèrent à ces infortunés cholériques. L'une de ces deux victimes, un ange de la terre alors, et certainement un ange du ciel actuellement, disait à un magistrat qui, en lui montrant les dangers auxquels elle s'exposait, lui recommandait de prendre certaines précautions :

« Une religieuse, c'est comme un carreau de vitre, qui, s'il vient à être brisé, est tout de suite remplacé... » Quel détachement de la vie!... Quelles sublimes paroles!...

Tout récemment, Sa Majesté l'impératrice des Français n'a-t-elle pas montré un courage héroïque en visitant les cholériques dans les hôpitaux de Paris et d'Amiens?

9o On ne laissera jamais, sous quelque prétexte que ce soit, des enfants près d'individus atteints de ces affections épidémiques, et on ne les fera jamais séjourner pendant un certain temps dans les chambres des malades; car les enfants sont plus exposés que les adultes à contracter ces sortes de maladies.

Les épidémies les plus fréquentes qui puissent fondre sur l'humanité sont celles de peste, de choléra, de typhus, de fièvre jaune, de fièvre typhoïde, de diphthérie, de suette, de variole, de rougeole, de scarlatine, etc... Il n'y a pas, à proprement parler, de préservatifs contre ces affections, qui cependant ne présentent pas toutes le même degré de gravité.

Cependant la *rougeole* et la *scarlatine* peuvent être éteintes sur place au moyen de frictions graisseuses, c'est-à-dire qu'un enfant étant pris d'une de ces fièvres éruptives, on peut, en le frictionnant matin et soir dès le début de l'éruption, soit avec un morceau de lard, soit avec de l'huile d'olive, empêcher la maladie de se propager aux autres enfants de la même famille et à ceux qui viendront le visiter. Il y a encore un autre avantage à employer ce mode de traitement : c'est qu'au lieu de garder les malades à la chambre pendant trente à quarante jours, on peut les faire sortir au bout de douze à quinze jours. Nous avons maintes fois expérimenté ce moyen à la colonie agricole et pénitentiaire de Mettray; nous nous en sommes bien trouvé, et nous le recommandons, parce qu'il y aura avantage à le vulgariser.

La *variole* a dans la *vaccine* un préservatif héroïque qui ne fait presque jamais défaut. Il faut donc que les habitants des villes, de même que ceux des campagnes, se décident à faire vacciner les enfants dès les premiers mois qui suivent la naissance, et pour entretenir l'action préservatrice du vaccin, nous leur donnerons le conseil de recourir à la revaccination vers l'âge de treize à quatorze ans. Qu'ils se rassurent tous; le vaccin recueilli sur un enfant sain et bien portant n'est pas coupable de tous les méfaits qu'on lui a imputés; il ne peut engendrer ni les dartres, ni les scrofules, ni la phthisie, etc.; il ne donnera pas lieu non plus, en supprimant la variole, au développement de la fièvre typhoïde, comme l'ont prétendu ses détracteurs.

CAUSERIE XIVe

DU TRAITEMENT DE CERTAINS ACCIDENTS

Des accidents et du traitement des piqûres d'abeilles, guêpes, frelons. — Des piqûres de scorpion et de leur traitement. — De la morsure de la tarentule et des araignées. — Anecdotes. — Le tarentisme. — Traitement. — Morsure des serpents. — Le trigonocéphale. — Le plature. — Le naja. — L'elaps. — La vipère. — D'où vient le nom de vipère. — Du crotale ou serpent à sonnettes. — Sa longueur. — Ses grelots. — Odeur que répand ce reptile. — Du venin des serpents. — Quelle quantité de venin faut-il pour tuer un moineau, un pigeon, un homme, un bœuf? — Effet du venin. — Différence d'action entre celui de la vipère, du trigonocéphale et du crotale. — Traitement de la morsure des serpents venimeux. — Morsure des animaux enragés. — De la rage ou hydrophobie. — Elle est spontanée chez certains animaux. — Elle est plus commune dans les pays tempérés que dans les pays très-chauds ou très-froids. — Expériences sur la transmissibilité de la rage. — Physionomie d'un chien enragé. — A quelle époque la rage se manifeste-t-elle après la morsure? — Symptômes propres à l'homme mordu par un animal enragé. — Traitement. — Le traitement local est seul efficace.

Quoique nous l'ayons déjà dit, nous tenons cependant à le répéter: nous n'avons pas voulu écrire un traité de médecine domestique, mais il n'est pas hors de propos de donner quelques conseils relativement au traitement dont il faut faire suivre certains accidents qui se rencontrent malheureusement encore trop souvent.

1° PIQURES D'ABEILLES, DE GUÊPES, DE FRELONS.

Les insectes connus sous les noms d'*abeilles*, de *guêpes*, de *frelons*, présentent un aiguillon caché et rétractile, formé de deux lames pointues, creusées chacune d'une gouttière longitudinale sur la face par laquelle elles se correspondent. Ces deux lames, en se juxtaposant, réunissent leurs gouttières, et celles-ci forment un petit canal cylindrique qui parcourt toute la longueur de l'aiguillon. A sa partie supérieure, ce canal s'ouvre dans une vésicule qui contient la liqueur vénéneuse, et qui paraît douée de contractilité; car, arrachée avec l'aiguillon, elle peut encore faire jaillir la liqueur qu'elle renferme. Réaumur, tenant une guêpe entre ses doigts, a vu le venin s'élancer à plusieurs pouces, comme s'il eût été poussé par un piston. Souvent l'aiguillon demeure dans la plaie, qui est alors compliquée de la présence de cé corps étranger. Ce phénomène a lieu lorsque l'animal est brusquement chassé au moment de la piqûre; on l'explique par les dentelures latérales que présente l'aiguillon vers son sommet, dentelures obliquement dirigées de la pointe vers la base, de telle sorte qu'elles laissent aisément pénétrer l'aiguillon, mais ne permettent pas aussi facilement de le retirer.

Ces piqûres, lorsqu'elles sont peu nombreuses, déterminent de la cuisson, une rougeur vive avec gonflement très-limité. Au bout de quelques heures ou d'un jour au plus, ces effets se dissipent. Elles ne sont pas ordinairement suivies d'accidents redoutables. Cependant il existe quelques faits tendant à prouver que la mort peut être le résultat d'une seule piqûre de guêpe : les voici. — Un jardinier de Nancy, ayant mordu dans une pomme où s'était réfugiée une guêpe, fut piqué près du voile du palais, et fut suffoqué en quelques heures. — Un jeune homme ne s'aperçut pas qu'une guêpe était tombée dans son verre rempli de bière, il but avec précipitation; la guêpe le piqua au voile du palais : il succomba en moins de huit heures. — Tout récemment nous fûmes appelé dans la commune de Sainte-Radégonde près d'un cultivateur qui avait été piqué à la lèvre inférieure par une guêpe renfermée dans une pêche. Des accidents de la plus haute gravité se manifestèrent, et pendant plusieurs jours la vie de ce malade fut en danger.

Lorsqu'un essaim d'abeilles, de guêpes ou de frelons se

précipite et s'acharne sur des hommes ou des animaux, la mort s'ensuit habituellement très-vite. M. Guerry-Champneuf rapporte qu'une jument attachée à un buisson isolé, au milieu des champs, fit sortir par ses mouvements continuels un essaim de guêpes placé dans ce buisson ; elles se jetèrent sur elle et la firent périr sur place, ainsi que son poulain âgé de trois mois. L'homme a été plusieurs fois victime du même accident.

Le traitement ordinaire de ces plaies n'exige que des applications émollientes et narcotiques, c'est-à-dire des cataplasmes froids arrosés d'eau blanche ou de laudanum, suivant le degré de souffrance ressenti par le blessé. On peut même quelquefois prévenir le développement de l'inflammation par la succion de la plaie ou en bassinant la piqûre avec de l'eau froide vinaigrée, ou avec de l'eau contenant une certaine quantité d'ammoniaque.

Si l'aiguillon était resté dans la plaie, il faudrait le saisir avec une pince dont les mors fussent très-déliés, et l'extraire.

2° PIQURE DU SCORPION.

Cet arachnide a le corps allongé et l'abdomen terminé par une queue articulée que forment six pièces mobiles. La dernière se termine par une pointe aiguë constituant un véritable aiguillon; elle est creusée d'une cavité qui contient la liqueur venimeuse, et s'ouvre au dehors par deux petits orifices placés au sommet de l'aiguillon.

Les effets de la piqûre du scorpion n'offrent en général que peu de gravité dans nos climats ; toutefois il pourrait en être autrement, ainsi que le prouve une expérience de Maupertuis, qui vit périr en cinq heures un chien blessé par un scorpion du Languedoc.

Dans les pays chauds, en Orient surtout, la piqûre du scorpion peut donner lieu à des accidents redoutables et rapides.

On doit, pour remédier à ces piqûres, débrider la petite plaie, la laver à grande eau, la faire saigner ou la sucer, et la cautériser ensuite soit avec de l'ammoniaque liquide, soit avec une solution d'azotate d'argent très-concentré.

On administrera à l'intérieur quelques boissons sudorifiques, par exemple trente gouttes d'ammoniaque dans une verrée d'eau sucrée, par cuillerée tous les quarts d'heure ou toutes les demi-heures.

S'il y avait de l'affaissement, de la stupeur, les toniques seraient parfaitement indiqués.

3° MORSURE DE LA TARENTULE ET DE CERTAINES ARAIGNÉES.

Les araignées sont les seuls arachnides dont les mandibules soient armées d'un crochet mobile percé à son extrémité libre d'un petit orifice donnant issue au venin qu'elles sécrètent. Les opinions les plus contradictoires ont été émises au sujet de ce venin. Si les uns le regardent comme un des poisons les plus violents, les autres lui refusent une action appréciable sur l'homme et la plupart des animaux vertébrés. Il paraît constant que dans les pays froids on n'a rien à redouter de ces animaux, tandis que dans les régions méridionales la morsure de quelques araignées peut être suivie d'accidents aussi graves que ceux qui succèdent à l'inoculation du venin de la vipère. En voici un exemple. Une femme du village de Supia, dans la vallée d'Antioquia, au moment de prendre un vase sur une planche, se sentit piquer; elle retira brusquement la main, et dans ce mouvement elle fit tomber le vase, et avec lui une araignée. Aussitôt des douleurs suivies d'engourdissement se montrèrent le long du bras; ce membre ne tarda pas à se tuméfier, ainsi que les ganglions axillaires; il se déclara des vomissements, etc. Les accidents durèrent huit heures, et furent combattus avec succès par l'administration de la thériaque.

La morsure de la *tarentule* produit des accidents semblables; c'est ce qu'on ne saurait révoquer en doute. Baglivi rapporte qu'ayant fait mordre un jeune chien à la lèvre supérieure par une tarentule qu'on avait apportée de la Pouille, les deux lèvres devinrent, en moins de deux heures, le siége d'une tuméfaction considérable; la respiration s'embarrassa, les poils se hérissèrent; l'animal se coucha, et resta dans une sorte d'état comateux, sans prendre ni boisson ni nourriture durant quatre jours, pendant lesquels le gonflement s'étendit à la langue, envahit la tête, etc. Le pauvre animal succomba le cinquième jour, sans que les modulations les plus variées d'un musicien eussent pu le tirer de son immobilité. Baglivi attribue au climat de Naples, où il expérimentait et dont la température est inférieure à celui de la Pouille, patrie de la tarentule, l'impuissance de la musique à déterminer chez son chien des mouvements de danse qui lui eussent sauvé la vie.

Un médecin napolitain, s'étant fait mordre au bras par une tarentule, en fut quitte pour une très-légère douleur locale, un gonflement peu étendu qui disparut vers le quatrième jour, et la formation de croûtes noires sur la blessure.

Toutefois on a vu des accidents très-graves se manifester chez l'homme immédiatement après la morsure de la tarentule. Matthiole dit : « Ceux qui sont piqués de la tarentule sont diversement tourmentés : car les uns chantent, les autres rient, d'autres pleurent, d'autres crient sans cesse ; d'autres dorment, d'autres sont frappés d'insomnie ; les uns vomissent, les autres sautent et dansent, d'autres ont d'abondantes sueurs, d'autres sont en proie à de continuelles frayeurs, d'autres entrent en fureur et éprouvent des accès de rage. » Il attribue ces différences d'effets à celles que présente le venin de l'animal et au caractère triste ou gai du patient. Puis il vante les bons effets de la musique dans le traitement de ces symptômes bizarres, dont on a fait une maladie spéciale sous le nom de *tarentisme*.

Il y a eu négation de tous ces phénomènes par des hommes sérieux; il n'en est pas moins vrai que les araignées peuvent produire quelques accidents, que l'on combattra toujours avantageusement par des lotions avec de l'eau froide contenant un peu d'ammoniaque, par des cataplasmes froids, et des toniques à l'intérieur s'il survenait quelques symptômes nerveux.

4° MORSURE DES SERPENTS.

Nous ne parlerons ici que de la *vipère* et du *crotale*, qui sont les deux espèces dont le venin et dont les mœurs ont été le mieux étudiés, celles enfin dont la morsure est la plus commune.

Il est bon de dire un mot des caractères zoologiques de la vipère.

1° *De la vipère.* — La vipère appartient à la famille des hétérodermes de M. Duméril. Elle se distingue des *couleuvres* par les crochets dont la mâchoire supérieure est armée, et par les glandes destinées à sécréter le venin qui rend leurs morsures si redoutables. Son corps est cylindrique, écailleux; sa tête courte, obtuse en avant, plus large en arrière, où elle est comme cordiforme; sa queue est courte et obtuse, garnie en dessous d'un double rang de plaques disposées par paires, ou plus rarement de plaques simples en tout ou en partie; les plaques de l'abdomen sont entières et en nombre variable; les crochets sont recourbés et mobiles à la mâchoire supérieure, et sont en quelque sorte les canaux excréteurs d'une glande située sous l'œil et qui sécrète le fluide délétère. Ces crochets ou dents se cachent dans un repli de la gencive, quand la vipère ne veut pas s'en servir, et il y a derrière elles plusieurs germes destinés à se développer et à les remplacer si elles se cassent dans une plaie.

Le genre vipère renferme les cinq sous-genres suivants :

1° Le *trigonocéphale.* Il y en a plusieurs variétés : la plus connue est celle qui existe à la Martinique et à Sainte-Lucie, et qui est désignée sous le nom de *fer-de-lance* ou *vipère jaune des Antilles.* Sa tête est couverte d'écailles granulées; sa couleur est variable : tantôt, et c'est le cas le plus rare, jaunâtre; tantôt, et le plus souvent, gris foncé, brune et même noire. Le trigonocéphale atteint jusqu'à deux mètres; mais le plus ordinairement sa longueur varie entre un mètre quinze et un mètre soixante-cinq centimètres. La morsure de ce reptile est des plus funestes.

2° Le *plature* ou *serpent de la mer des Indes,* dont la tête est recouverte de plaques, et la queue déprimée. Son corps est strié de bandes blanches et noirâtres. Il dépasse rarement soixante-cinq à soixante-dix centimètres.

3° Le *naja*, serpent qui se trouve aux Indes, sur la côte de Coromandel, et qui est connu sous le nom de *cobra de capello* ou *serpent à lunettes*. Son cou est aplati et élargi, et présente à sa partie supérieure une tache brune disposée comme une paire de lunettes, ce qui lui a valu son nom. Quand cet animal est irrité, il dilate son cou d'une manière fort curieuse, et en forme une sorte de capuchon dans lequel il rentre sa tête.

4° L'*elaps*, serpent commun à la Guyane, et qui n'offre que cette particularité, c'est qu'il ne peut renverser sa tête en arrière.

5° Enfin la *vipère proprement dite*. Elle est commune en Europe, où elle se rencontre exclusivement et particulièrement en France. On la trouve dans les bois de Montmorency, dans la forêt de Fontainebleau, dans la Bourgogne, le Poitou, la Touraine, etc. Sa tête est couverte d'écailles granulées, déprimée et comme tronquée en avant, plus large que le col ou le corps en arrière. A sa partie supérieure on voit deux bandes noires réunies en forme de V. Les yeux sont très-vifs, étincelants, l'iris rouge, la prunelle noire ; le bord de la mâchoire supérieure est blanc, tacheté de noir ; celui de la mâchoire inférieure est noir ; la langue est d'un gris vert, très-molle et bifurquée à son extrémité ; le corps est brun, une raie noire en zigzag règne le long de son dos, et une rangée de taches noires occupe chacun des flancs ; le ventre est d'une couleur ardoisée ; le dessus du corps est revêtu d'écailles petites, ovales ou presque hexagonales, carénées, réticulées entre elles et imbriquées ; le dessous est garni de plaques transversales simples ; la queue est plus courte et plus obtuse que celle des couleuvres. La longueur de la vipère est ordinairement de soixante-dix à soixante-quinze centimètres. Pendant l'hiver, les vipères sont réunies en certain nombre dans des trous où elles demeurent engourdies et entrelacées les unes avec les autres.

Le nom de vipères (*vivipares*) leur a été donné parce

qu'elles sont du petit nombre des reptiles qui ne pondent point d'œufs.

2° *Du crotale ou serpent à sonnettes.* — Il appartient également à la famille des hétérodermes. Ses deux principales espèces sont : le *boiquira,* qui est d'un brun cendré, avec une rangée de taches noires en losanges et bordées d'une teinte jaunâtre le long du dos ; le *duressus,* d'une couleur d'un gris jaunâtre avec plus de vingt bandes noires irrégulières et transversales sur le dos. Ces deux espèces ont été souvent confondues. Un caractère commun à toutes les espèces de crotale, et auxquels ils doivent leur nom, ce sont les grelots qui terminent leur queue. On a beaucoup exagéré le bruit produit par ces grelots. Quand l'animal s'agite avec vitesse, on peut l'entendre à cinq mètres environ, et quand il marche tranquillement, il faut être sur lui pour l'etendre. Mais si l'ouïe ne révèle pas la présence des crotales à une certaine distance, il n'en est pas de même de l'odorat : ces animaux exhalent une odeur fétide qui les décèle bientôt. On attribue cette odeur à la décomposition des animaux qu'ils ont mangés, décomposition qui est singulièrement hâtée par le venin dont ils sont imprégnés.

La longueur des crotales est de un mètre soixante-cinq centimètres environ.

Les serpents à sonnettes se trouvent surtout à Cayenne, dans la Guyane ; ils se nourrissent de petits mammifères, de rats, de lièvres, d'écureuils, d'oiseaux et de divers reptiles.

Qu'est-ce que le *venin* des serpents ? C'est un produit de sécrétion provenant d'une glande située sous l'œil. Il se présente sous forme d'un liquide oléagineux, jaunâtre, dépourvu de réaction acide et alcaline. Placé sur la langue, il produit une sensation de saveur fraîche, analogue à celle de la graisse des animaux, mais qui laisse à la gorge un goût excessivement âcre et désagréable. Son odeur est à peu près celle de la graisse de vipère, quoique moins nauséabonde. Desséché, il devient d'abord épais, collant aux corps qui touchent, et enfin il se durcit en forme d'écailles ; il paraît de nature gommeuse.

Fontana, qui a fait sur le venin de la vipère plus de six

mille expériences, a reconnu différents faits dont nous allons présenter le résumé.

D'abord il est certains animaux, tels que les limaces, les escargots, les couleuvres, les orvets, et enfin les vipères elles-mêmes, sur lesquels le venin, parfaitement inoculé, reste sans action. Mais il agit sur les animaux à sang chaud, et avec d'autant plus d'activité que l'animal est plus petit et plus jeune. Ainsi un demi-milligramme de venin de vipère suffit pour tuer un moineau; il en faut trois milligrammes pour tuer un pigeon; d'où Fontana a calculé que pour faire périr un homme il en faudrait quinze centigrammes, et soixante centigrammes pour tuer un bœuf. Or la vipère commune ne fournit que dix centigrammes environ de venin: il est donc rare qu'elle puisse tuer un homme, tandis que le trigonocéphale, et surtout le serpent à sonnettes, en fournissent une quantité suffisante pour faire périr non-seulement un homme, mais encore de gros mammifères.

Le venin n'agit que quand il est en contact avec une plaie ou une surface dénudée; il peut être avalé impunément, il est décomposé dans l'estomac par l'action du suc gastrique. Desséché et conservé depuis plus d'un an et inoculé à un animal, il détermine les mêmes accidents que s'il était frais.

Les dangers d'empoisonnement sont d'autant plus grands que l'animal est plus âgé, plus irrité, et qu'il a été plus longtemps sans mordre. Ainsi, on a fait mordre successivement et coup sur coup plusieurs animaux par un même serpent: le premier mourait très-promptement, le second éprouvait des accidents fort graves et mourait au bout d'un temps plus ou moins long, le troisième était seulement malade, et le quatrième ne présentait quelquefois aucun symptôme. Cette circonstance rend compte du peu de gravité dont certaines morsures de vipères ont été suivies: il est probable que dans ces cas l'animal avait récemment mordu, et déchargé ainsi une partie de son venin.

Les effets du poison sont d'autant plus graves que le sujet est plus jeune, plus faible et plus pusillanime. L'influence de la peur est très-marquée dans beaucoup de cas, et c'est à elle qu'il faut attribuer ces *évanouissements* qui suivent quelquefois presque immédiatement la blessure. C'est à une terreur poussée à son comble qu'il faut rapporter certains cas de mort subite à la suite de la morsure du *trigonocéphale*. Quant au *crotale*, il tue habituellement en six à huit minutes.

La plaie qui résulte de la morsure des vipères consiste ordinairement en une ou plusieurs piqûres très-petites, pénétrant à une profondeur variable et nécessairement en rapport avec la longueur des crochets de l'animal qui a mordu.

Les serpents venimeux ne s'élancent sur l'homme que quand ils y sont forcés; presque toujours ils fuient, jamais ils ne poursuivent; mais lorsqu'ils se voient menacés, alors ils se roulent sur eux-mêmes, formant plusieurs cercles concentriques : tout le corps est ramassé sous la tête; puis, lorsqu'ils veulent s'élancer, ils se débandent comme un ressort, allongent leur masse avec une telle vitesse que pendant un instant on les perd de vue.

Chez l'homme, ce sont les parties découvertes (mains et jambes) qui sont le plus exposées aux morsures des serpents. Dans les colonies, ce sont surtout les membres inférieurs; parce que la plupart des habitants et tous les esclaves vont nu-jambes.

Les phénomènes produits par la morsure de la vipère sont : d'abord, une douleur plus ou moins vive, quelquefois excessivement aiguë dans toute la longueur du membre blessé; les piqûres s'entourent d'une auréole rosée; le membre devient engourdi, pâteux et très-volumineux; la peau est luisante, d'un rouge livide et parfois recouverte d'ampoules remplies d'un liquide jaune ou noirâtre.

Au bout de quelques heures il survient un grand malaise, de l'anxiété, des nausées, des vomissements bilieux, un violent mal de tête, des évanouissements plus ou moins répétés.

Quinze à vingt heures après l'accident, toute la peau offre une coloration jaune, en tout semblable à celle d'un individu atteint d'une jaunisse intense; il y a des sueurs froides et visqueuses, le refroidissement des extrémités, une assoupissement profond, un ralentissement du pouls, une soif ardente, du délire.

Enfin au bout de deux à trois jours, quelquefois plus ou moins, la mort peut survenir; mais cette terminaison funeste est assez rare, le plus ordinairement la guérison a lieu.

Les accidents causés par la morsure du *trigonocéphale* sont beaucoup plus graves, et entraînent presque toujours la mort, à moins que l'intervention du médecin n'ait eu lieu instantanément.

La *crotale* tue en quelques minutes ou en quelques heures; la mort est toujours suivie d'une prompte décomposition du cadavre. Les derniers moments des malades sont très-douloureux. Ils éprouvent une soif ardente, qui redouble si l'on cherche à l'apaiser; la langue sort de la bouche et acquiert un volume énorme; un sang noir coule de toutes les parties du corps, la gangrène s'empare de la blessure, etc.

Le *traitement* consiste d'abord à placer une *ligature* entre la partie blessée et le cœur, afin d'empêcher le passage du venin dans la circulation. Cette ligature, qui consistera en un cordon, un ruban, une bande de toile, etc., sera fortement serrée à trois à quatre centimètres au-dessus de la morsure.

La *succion* de la plaie à l'aide de la bouche ou des ventouses est un moyen héroïque et qu'on ne saurait trop recommander. Il n'y a pas de danger de sucer une plaie envenimée quand on n'a pas d'écorchures à la bouche, aux lèvres ou à la langue; on crachera après chaque succion.

Si la plaie était trop étroite, on pourrait la *débrider, l'élargir,* soit avec un canif, soit avec une pointe de ciseaux, soit avec un bistouri, la faire saigner, la laver à grande eau.

Il faut en outre cautériser les plaies soit avec un fer rougi à blanc, soit avec le beurre d'antimoine, soit avec l'azotate acide de mercure. L'ammoniaque liquide ou alcali volatil ne doit pas offrir une grande sécurité, surtout dans les cas graves.

On fera, après la cautérisation, des frictions sur le membre blessé avec du jus de citron, un liniment ammoniacal camphré, de l'huile camphrée, etc.

On donnera au malade quelque infusion chaude avec quelques gouttes d'ammoniaque.

S'il y a des évanouissements par suite de frayeur vive, on fera boire au blessé un peu de vin chaud sucré, une cuillerée de vin de Malaga ou d'Alicante, quelques gouttes d'éther dans un peu d'eau sucrée, etc.

Le traitement des morsures du trigonocéphale est le même que celui de la vipère, mais il échoue très-souvent. La morsure du crotale est toujours mortelle.

Il y a quelques années, un nommé Drake venait de débarquer au Havre, rapportant avec lui pour toute fortune trois serpents à sonnettes. L'un de ces serpents lui paraissant privé de vie, il le retire de sa cage et le place devant le feu. En cet instant l'animal se retourne par un mouvement brusque, et mord sur deux points différents la main qui le tenait. Deux minutes après cet accident, Drake établit sur l'avant-bras une ligature fortement serrée; au bout d'un quart d'heure on pratiqua la cautérisation. Néanmoins tous les phénomènes consécutifs de l'absorption du venin se déclarèrent, et cet infortuné succomba neuf heures plus tard.

5° MORSURE DES ANIMAUX ENRAGÉS.

La *rage* ou *hydrophobie*, une des plus terribles et des plus épouvantables maladies dont l'homme puisse être atteint, lui est communiquée par des animaux des genres *chien* et *chat*. La rage se manifeste spontanément chez ces animaux, et paraît être beaucoup plus commune dans nos climats tempérés que dans les pays très-chauds et les pays très-froids. Elle se communique par inoculation, c'est-à-dire au moyen des morsures que ces animaux font à l'homme ou à d'autres animaux en se précipitant sur eux dans le paroxysme de leurs accès.

Les herbivores, tels que les chevaux, ânes, mulets, bœufs, moutons, etc., sont susceptibles de devenir enragés, mais par inoculation. Il n'y a pas d'exemple avéré de rage spontanée chez eux; il en est de même pour l'homme, et, chose digne de remarque, jamais on n'a pu citer un fait bien avéré de transmission de rage des herbivores entre eux ni des herbivores à l'homme.

On a fait maintes expériences pour savoir si la rage de

l'homme était communicable; ces expériences ont semblé négatives pendant très-longtemps : cependant, le 19 juin 1813, MM. Magendie et Breschet firent de nouveaux essais, et inoculèrent à deux chiens bien portants la bave d'un homme enragé. Cet homme mourut le jour de l'expérience. La rage se déclara chez un des chiens le 27 juillet; on lui fit mordre d'autres chiens, qui enragèrent et propagèrent la maladie durant tout l'été.

La rage est-elle transmissible de l'homme à l'homme? En France, cette opinion n'est pas admise, mais elle est adoptée par quelques médecins allemands.

Avant de parler des phénomènes de la rage, nous croyons opportun de présenter la physionomie d'un chien atteint de rage.

Un chien affecté de cette maladie est ordinairement triste et abattu, hargneux; il cesse de manger et de boire; il reste fréquemment couché; sa voix s'altère, devient rauque; il grogne souvent et éprouve de temps en temps des soubresauts. Jusque-là le chien reconnaît encore son maître; mais il est indocile, irascible; il s'approche des étrangers et cherche à les mordre; son habitation lui déplaît, il l'abandonne; il fuit en affectant une allure particulière, tantôt languissante, tantôt précipitée; il porte l'oreille basse, l'œil fixe et brillant; il a la gueule béante et remplie d'une bave écumeuse qui s'écoule en dehors; son poil est hérissé de toutes parts; sa queue est serrée entre ses jambes; il la balance quand il veut mordre. Bientôt arrive un paroxysme de fureur pendant lequel on voit cet animal se précipiter sur tout ce qu'il rencontre, mordre les hommes et les animaux; les autres chiens le fuient avec épouvante. C'est alors que le chien n'a plus assez d'intelligence pour reconnaître son maître; c'est alors aussi que la vue de l'eau, celle des corps polis et éclatants, l'action de la lumière, sont des causes qui occasionnent sa fureur convulsive.

Quand une fois l'accès est terminé, il apparaît un temps de calme qui pourrait faire croire à la non-existence de la rage : on voit, en effet, pendant la rémission, les animaux boire et parfois traverser des rivières en nageant; puis un nouvel accès survient, et la mort a ordinairement lieu le troisième jour.

Les loups enragés sont furieux ; ils paraissent attaquer les hommes de préférence et les mordre principalement au visage.

Chez les individus qui ont été mordus soit par un chien, soit par un loup, soit par un chat, soit par un renard enragés, la rage se manifeste habituellement trois à six semaines après l'accident. On cite des observations de personnes mordues chez lesquelles la rage n'a éclaté qu'au bout de plusieurs mois ; enfin, chez un certain nombre, l'incubation aurait été beaucoup plus longue, puisqu'elle aurait duré plusieurs années (trois à dix ans). Dans ces derniers cas, nous ne craignons pas d'avancer que ce n'est pas la rage, mais une affection nerveuse ayant de l'analogie avec la rage, l'*hydrophobie rabiforme,* qui se développe sous l'influence de la terreur, et qui n'est pas communicable.

Voici les symptômes propres à l'homme qui a été mordu par un animal enragé.

Les morsures guérissent ordinairement avec la plus grande facilité et comme des plaies simples : seulement, au moment de l'apparition de la maladie, les cicatrices deviennent violacées, douloureuses ; elles se gonflent et se déchirent. Le malade tombe dans un état de tristesse et d'abattement extrêmes ; il aime à changer de place ; il se lève, se couche, s'assied ; il perd l'appétit, il a des bâillements fréquents ; il accuse un malaise indéfinissable, un mal de tête insupportable ; il est pris de frissonnements, de terreurs indicibles ; il fait des rêves effrayants, l'anxiété va en augmentant ; puis surviennent des convulsions des muscles de la face, prélude de l'explosion des accès.

L'apparition des phénomènes propres à l'accès est presque toujours précédé d'une sorte de frisson qui a reçu le nom de *frisson hydrophobique.* Il y a une *douleur à la gorge* empêchant la déglutition des liquides, et permettant quelquefois celle des solides ; de la suffocation. La face est rouge, et les traits sont affreusement bouleversées ; la vue des objets polis, brillants, la vue des liquides, déterminent d'effroyables crises ;

la soif est des plus vives et des plus ardentes, et ne peut être satisfaite ; il y a un crachotement continuel ; le pauvre malade couvre d'une bave spumeuse toutes les personnes et tous les objets qui l'entourent. Les convulsions deviennent de plus en plus violentes ; l'irascibilité est telle, que l'agitation de l'air, un bruit même léger est pour lui une cause de terreur et d'exaspération ; l'intelligence reste très-souvent intacte, et quelques malheureux se montrent dans l'intervalle des accès reconnaissants des soins qu'on leur prodigue. Ils pressentent qu'une crise va éclater, et demandent avec instance qu'on les attache ; d'autres éprouvent une cruelle jouissance à pouvoir faire du mal, et comme leurs forces sont centuplées par la fureur, ils en profitent pour briser leurs liens et pour s'élancer sur leurs parents ou leurs amis afin de les mordre.

Les accès vont en augmentant d'intensité ; jamais la maladie ne s'est prolongée au delà de quatre à six jours : la mort a toujours lieu par asphyxie.

Traitement. — Que de formules ridicules, que de moyens absurdes ont été proclamés souverains, lorsqu'il s'est agi de prévenir la rage ! On a lieu de s'étonner, et même de s'indigner, que les gouvernements de tous les pays aient toléré ces fourberies.

Dès qu'on a eu le malheur d'être mordu par un animal enragé, il faut immédiatement, si la blessure a porté sur un membre : 1° appliquer ou faire appliquer au-dessus de ce membre, entre le cœur et la plaie, une ligature fortement serrée, de façon à s'opposer à l'absorption du venin et à son transport dans le torrent de la circulation ; 2° débrider la blessure, l'élargir, et même enlever quelques lambeaux si c'est nécessaire ; 3° laver les plaies à grande eau et pendant longtemps ; 4° les faire saigner autant que possible ; 5° pratiquer ou faire pratiquer la succion soit à l'aide de la bouche, soit à l'aide de ventouses : ce dernier moyen est préférable, surtout si l'on a quelques excoriations aux lèvres, aux gencives, à la langue, etc. ; 6° faire une cautérisation profonde de toutes les plaies avec un morceau de fer rougi à blanc, ou avec quelques caustiques liquides d'une très-grande énergie, le beurre d'antimoine liquide et le nitrate acide de mercure : nous donnons la préférence au fer rouge. Il ne faut pas perdre de vue que la cautérisation doit être plutôt trop intense que pas assez ; car si une partie du venin n'était pas atteinte, et par conséquent pas annihilée par ce moyen, la rage ne manquerait pas d'éclater. Il est encore temps de pratiquer la cautérisation plusieurs heures et même plusieurs jours après la morsure : cependant plus on agit rapidement, plus il y a de sécurité; 7° après la cautérisation, on pansera les plaies, de manière à en obtenir la cicatrisation.

Ce traitement, qui est tout local, suffit parfaitement pour mettre à l'abri de la rage.

On peut permettre, comme moyens généraux susceptibles d'agir sur l'esprit des malades, telles pratiques qu'on voudra, pourvu qu'on ait employé rigoureusement le traitement local que nous venons de tracer.

Le traitement de la rage confirmée est tout à fait frappé d'impuissance; mais, malgré cela, il faut flétrir la conduite qui a été tenue en 1816 à l'égard d'un hydrophobe qu'on a étouffé entre deux matelas!... Quelle que soit la gravité d'une maladie, et quel que soit le danger auquel elle expose les personnes appelées à la traiter, on n'a *jamais* le droit de disposer de la vie d'un malade.

Tous les prétendus spécifiques vendus et préconisés en vue d'empêcher l'explosion de la rage, tels que la poudre d'écailles d'huîtres, les écrevisses torréfiées, les fameuses omelettes, la poudre de genêt, etc., sont des remèdes mensongers qui doivent être repoussés sans pitié et avec indignation. *Il n'y a de salut que dans le traitement local complet.*

CONCLUSION

Nous voilà arrivé à la fin de ce petit livre, dans lequel nous nous sommes efforcé d'établir de la manière la moins étendue, la plus simple et la plus claire possible, l'ensemble des conseils si nombreux et si importants de l'hygiène.

Nous avons dans le cours de ces causeries fait marcher de pair la morale et l'hygiène, qui devraient toujours être étroitement unies; car, d'après notre profonde et intime conviction, l'hygiène est impuissante, c'est une lettre morte, sans la religion.

Les deux guides de l'homme ici-bas doivent donc être l'hygiène et la religion : à l'aide de ces deux guides, il apprendra à se conduire sagement afin de vivre longtemps.

Si l'homme met en pratique les préceptes de l'hygiène et de la religion, il en retirera une double récompense : une vie longue et heureuse en ce monde, une vie de félicité éternelle dans l'autre.

Quel homme serait assez insensé pour nourrir une plus grande ambition que celle d'être heureux en ce monde et en l'autre? Nous croyons avoir démontré que pour atteindre ce double but il fallut tout simplement vouloir; car, comme l'a dit un des plus grands génies des temps modernes, *vouloir, c'est pouvoir*.

FIN

TABLE

PREMIÈRE PARTIE

CONSEILS HYGIÉNIQUES A L'HOMME EN BONNE SANTÉ

DEUXIÈME PARTIE

CONSEILS HYGIÉNIQUES A L'HOMME MALADE

Tours. — Impr. Mame.

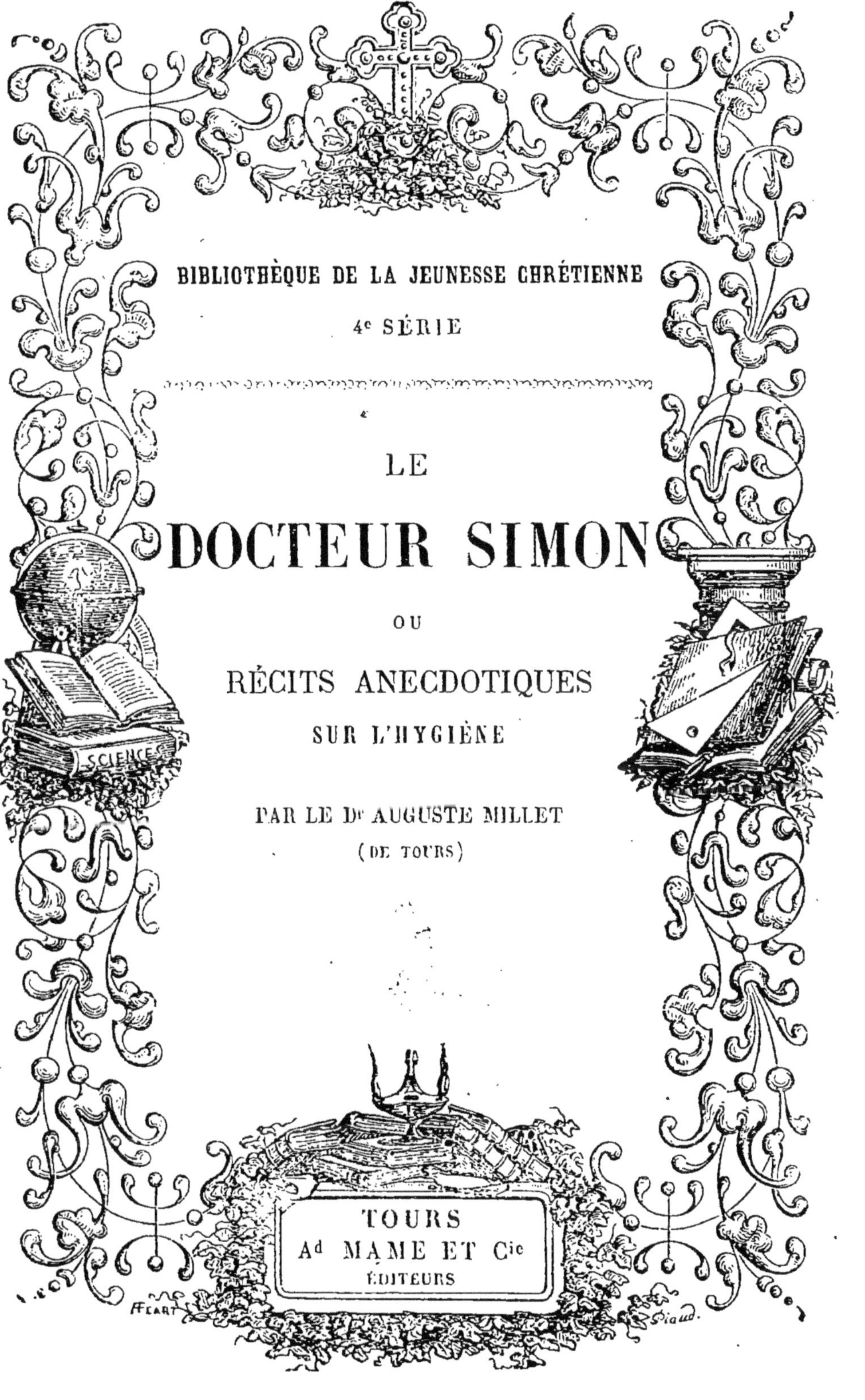

BIBLIOTHÈQUE DE LA JEUNESSE CHRÉTIENNE

4e SÉRIE

LE DOCTEUR SIMON

OU

RÉCITS ANECDOTIQUES SUR L'HYGIÈNE

PAR LE Dr AUGUSTE MILLET

(DE TOURS)

TOURS

Ad MAME ET Cie

ÉDITEURS

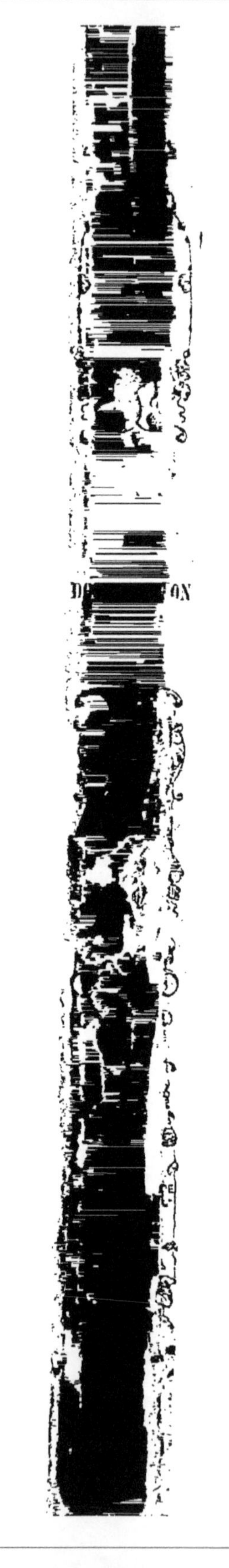

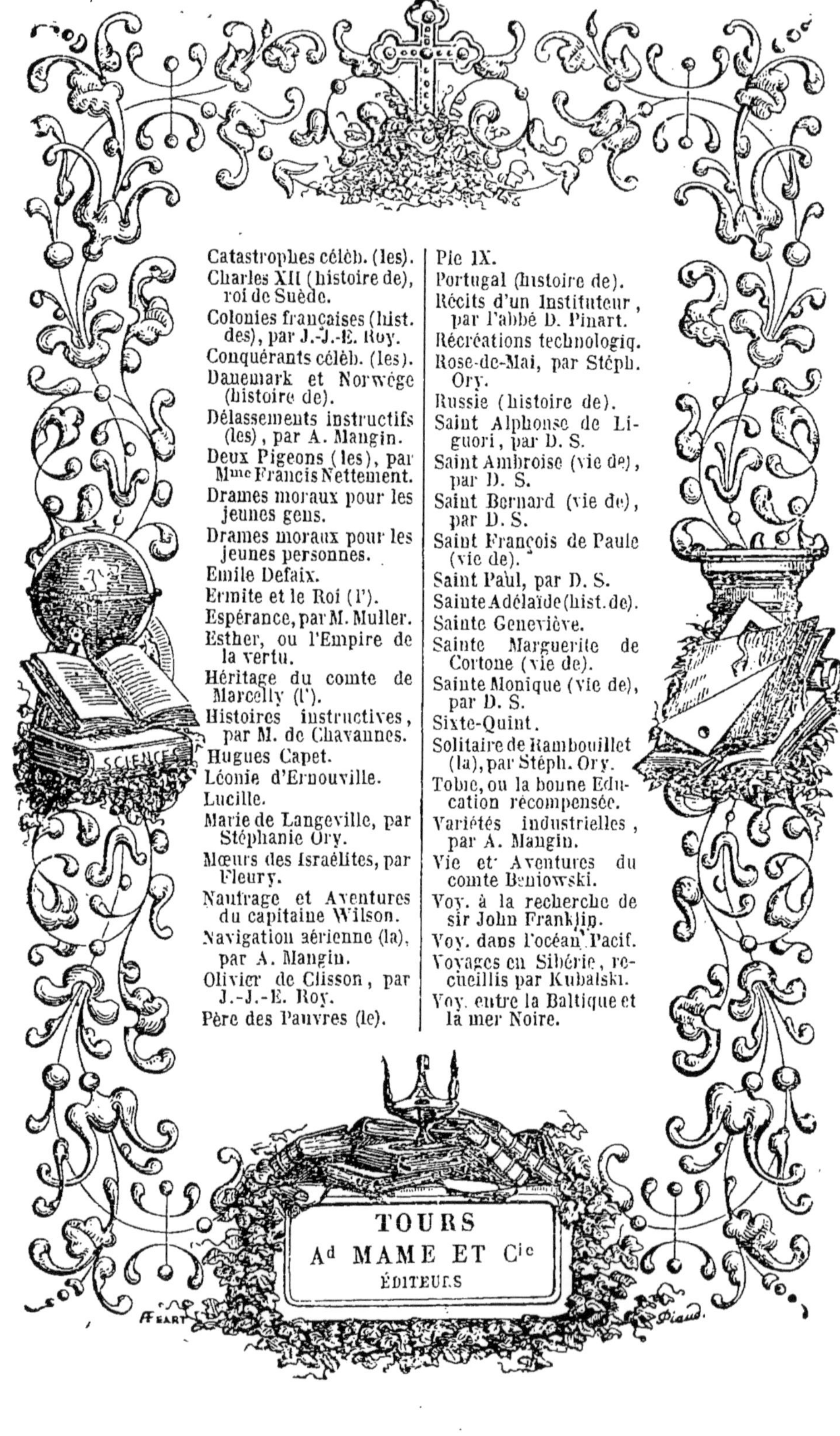

TOURS
Ad MAME ET Cie
ÉDITEURS

www.ingramcontent.com/pod-product-compliance
Ingram Content Group UK Ltd.
Pitfield, Milton Keynes, MK11 3LW, UK
UKHW020214250726
13967UKWH00003B/1463

9 782011 757869